消化器内視鏡室
パーフェクトマニュアル

竹内政美　編著

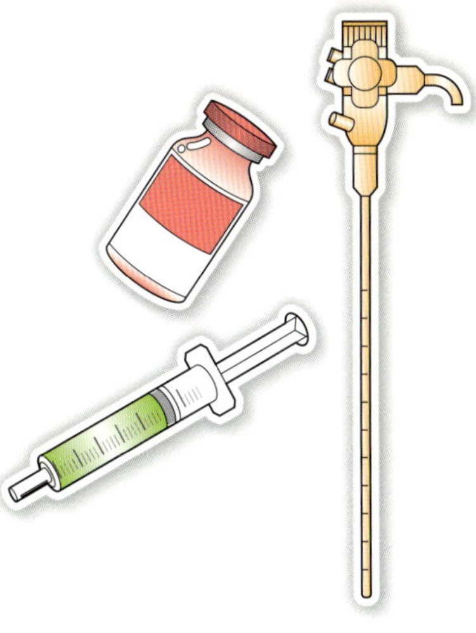

医歯薬出版株式会社

This book was originally published in Japanese
under the title of :

SHOUKAKI NAISHIKYOUSHITSU Pâfekuto MANYUARU

Manual of Gastroenterological Endoscopy

Editor :

TAKEUCHI, MASAMI
Gastroenterological Endoscopy Technician,
Kyoto Min-I-Ren Second Central Hospital

ISHIYAKU PUBLISHERS, INC.
7-10, Honkomagome 1 chome, Bunkyo-ku,
Tokyo 113-8612, Japan

目次

第Ⅰ章　内視鏡検査（診断）

上部消化管内視鏡検査

上部消化管内視鏡検査とは

上部消化管内視鏡検査とは，上部消化管内視鏡を口腔から挿入して食道，胃，十二指腸球部，十二指腸下行結腸を観察，写真撮影し，場合によっては組織を採取し，病態把握と診断を行う方法である．

適応

- ほとんどすべての上部消化管疾患に適応がある．

禁忌

- 全身状態が不良な患者
- 食後3時間を経過していない患者
- 検査に非協力的な患者
- 急性腹症，重篤な急性炎症がある患者
- 消化管穿孔患者
- 過度の鎮静による呼吸抑制がある場合　など

偶発症

- 前処置によるもの
  - 咽頭麻酔薬
  - 副交感神経遮断薬およびグルカゴン
  - 鎮静薬
- 内視鏡機器によるもの
  - 消化管の損傷
  - 消化管出血
  - 消化管穿孔
- その他
  - マロリー・ワイス症候群
  - 肺炎
  - 心停止，呼吸停止
  - 脳血管障害
  - 精神病被検者の非協力的行動による事故，痙攣発作
  - 急性胃粘膜病変

263-00569

常備しておくとよい機材と薬剤

機材

酸素：酸素配管または酸素ボンベ，酸素湿潤装置，カテーテル，マスク，アンビューバッグ

挿管セット：喉頭鏡，エアウェイ，スタイレット，挿管チューブ

点滴セット：静脈内留置針，輸液セット，三方活栓，延長チューブ

縫合セット：メス，クーパー，鉗子，持針器，縫合針，縫合糸，滅菌手袋

吸引装置，血圧計，心電計，パルスオキシメーター，除細動装置

薬剤

輸液製剤：生理食塩水，乳酸加リンゲル液，ブドウ糖液

心肺蘇生薬：エピネフリン，ノルエピネフリン，重炭酸ナトリウム

抗不整脈薬：リドカイン，硫酸アトロピン，プロカインアミド，イソプロテレノール

昇圧薬：ドパミン，ドブタミン

気管支拡張薬：キサンチン系製剤

ステロイド薬：コハク酸ヒドロコルチゾンナトリウム

看護の実際

検査前

- 患者確認をする―カルテと同一人物であることを確認する．
- 同意書の確認をする．
- 問診表に記入してもらう．
- 情報収集する―カルテ，所見用紙，問診表より以下の情報を得る．

・既往歴
・薬物アレルギーの有無
・飲食の有無
・生検可否の服薬チェック
・鎮痙薬の確認

- 患者に検査内容と方法，前処置，検査中の注意事項を説明する．

263-00569

検査中

- 患者の不安を軽減し，検査中の注意事項として，以下のことを説明する．

・肩と首の力を抜き頸部を緊張させない．
・目を開け，喉に意識を集中させない．
・鼻から息を吸い，口からふぅ〜と吐くような呼吸をする．
・口腔内にたまったものは飲み込まずにたれ流すようにする．

- 全身状態に注意し，観察する．
- スコープ挿入中はできるだけ声かけを行い，スキンシップを図る．
- スコープ挿入中は，以下のことについて患者観察を行う．

・体動
・誤嚥
・マウスピースを外す
・スコープの自己抜去
・ベッドからの転落
・意識状態，バイタルサイン

検査後

- 全身状態を観察する．
- 検査が終了したことを伝え，ねぎらいの言葉をかける．
- マウスピースを外し，口腔内にたまっているものをティッシュペーパーの中に吐き出してもらう．
- 呼吸が整えば座位になってもらい，めまいなど起立性低血圧の症状がないか確認する．
- 検査後は，次の注意事項について説明する．

・終了後 1 時間は咽頭麻酔が効いているため，喫煙，飲水，食事，上を向いてのうがいはしないこと．
・組織採取をした場合には，下記のような文書を渡して説明し，出血予防に注意してもらう．

263-00569

生検検査を受けられた方へ

お疲れさまでした．食道・胃の一部を顕微鏡検査のために採取いたしましたので，本日は出血予防のために下記の点にご注意ください．

1．食事は胃に負担のかかる消化の悪い食品（たとえば，れんこん，ごぼう，脂肪分の多い肉など）や香辛料の強いものは避けて，消化の良い物をよくかんで召し上がってください．

2．お酒など（アルコール類）は飲まないようにしてください．

3．本日の入浴は避けて，シャワー程度にしてください．

4．激しい運動は控えてください．

出血が続く，痛みが強いなど，異常がみられましたらご連絡ください．

○○○病院　　×××─××××

263-00569

必要物品（例）

- 内視鏡装置
- 電子スコープ
- 吸引装置
- 送気・吸引・鉗子栓

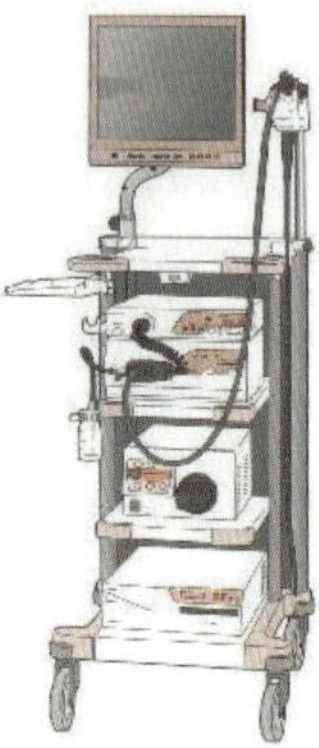

（オリンパス提供）

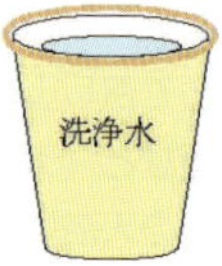

洗浄水（ガスコン®入り）

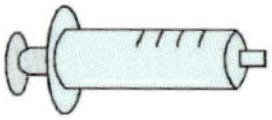

洗浄用注射器

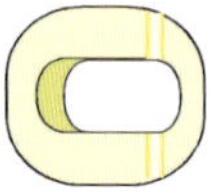

マウスピース

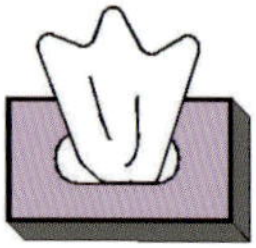

ティッシュペーパー

生検時

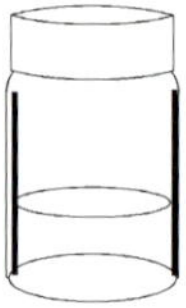

10%ホルマリン容器

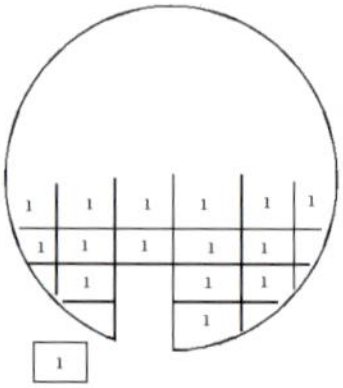

ろ紙

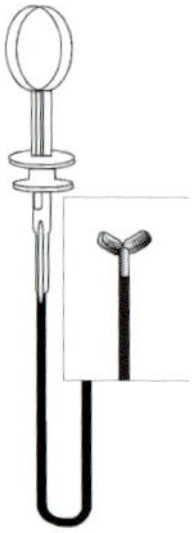

生検鉗子

必要薬品（例）

前処置

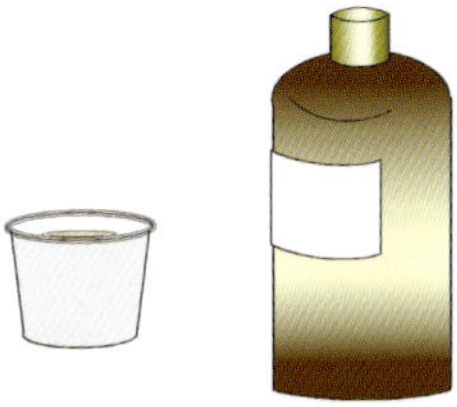

ジメチコン
（ガスコンドロップ®）

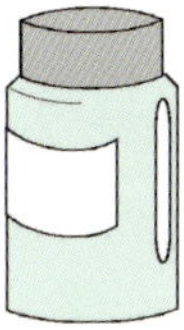

塩酸リドカイン
（キシロカイン®ビスカス）

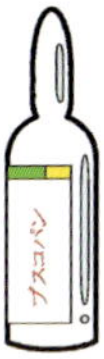

臭化ブチルスコポラミン
（ブスコパン®）

または

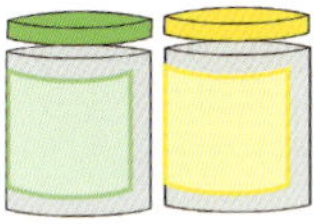

グルカゴン

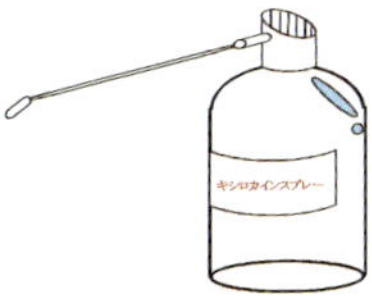

8%キシロカイン®スプレー

潤滑ゼリー

手順（例）

手順	準備・注意点など
前処置 ①義歯のないことを確認後，ガスコンドロップ®を内服してもらう． ②キシロカイン®ビスカス 5 ml を咽頭部に注入し，5 分間咽頭麻酔をする． ③ブスコパン® 1 A またはグルカゴン 1 V を筋肉注射する．	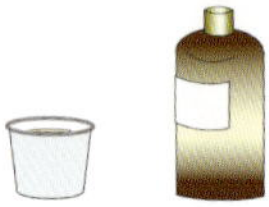 ガスコンドロップ® 5 ml＋水 50〜100 ml 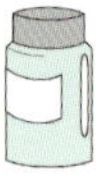 キシロカイン® ビスカス 5 ml 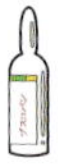 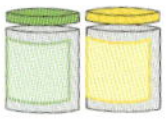 ブスコパン® またはグルカゴン **電子スコープの確認** ・送気，送水，吸引ができることを確認する． ・ホワイトバランスを確認する．
入室 ①眼鏡をはずし，衣服・ベルトを緩めて検査台に上がってもらう． ②検査台にて左側臥位をとってもらう． 左足を伸ばし右足を曲げる． 右腕は体幹に添わせ，左腕は曲げて腋窩にはさむ． ③(必要時)8%キシロカイン®スプレーにて咽頭部を粘膜局所麻酔する．	(必要時) 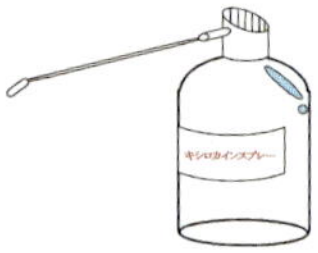 8%キシロカイン® スプレー
スコープ挿入 ①(必要時) セデーションを行う． ②患者の不安を軽減し，検査中の注意点について説明する． ③マウスピースをくわえてもらい，歯のない人はテープで固定する． ④スコープ挿入中はできるだけ声かけを行う．	**検査中の患者指導** ・肩と首の力を抜き，頸部を緊張させない． ・目を開け，喉に意識を集中させない． ・腹式呼吸をする． ・口腔内にたまったものは飲み込まない．

263-00569

手順	準備・注意点など
(必要時)色素散布，病理組織採取 ①色素を注射器に準備し，鉗子口から注入する．必要時，散布チューブを使用する． ②生検鉗子の先を閉じた状態で鉗子口に挿入する． ※チャンネル内で開閉しない． ③目的のところで鉗子操作を行い，組織を採取する．しっかりつかんで鉗子口から生検鉗子を抜き取る． ④病理組織を番号順にろ紙につけ，名前を記入したホルマリン容器に入れる． ※食道の組織は 1 個の容器に組織 1 個とする．	(⇒“色素内視鏡検査”参照) 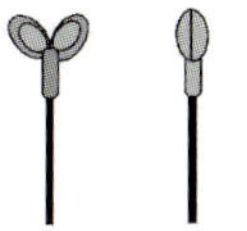 生検鉗子が開閉するか確認しておく 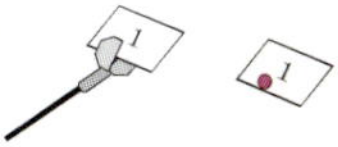 組織をろ紙につける 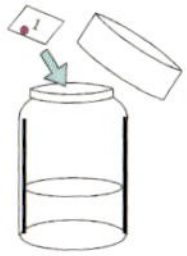 検体が採れたことを確認しホルマリン容器へ **生検採取時の注意点** ・不要な生検は慎み，必要なものを最小限にとどめる． ・生検の採取部位：潰瘍性病変では必ずその潰瘍の辺縁から採取する． ・検査の前に生検を行うことについて了解をとっておく．最近では，書面での確認と被検者に署名を求める病院が増えている． ・研究目的で生検を行う場合は被検者の了解を書面でとる必要がある．
検査終了後 ①マウスピースをはずし，口腔内にたまっているものをティッシュペーパーに吐き出してもらう． ②咽頭麻酔の効果が 1 時間持続することを説明する．	・口腔内吸引を準備する． 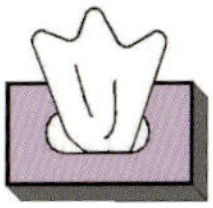 (⇒“生検検査を受けられた方へ”参照)

生検するな！　抗凝固薬内服中・静脈瘤は

生検を行うにあたって，被検者が抗凝固薬・ワルファリンなどを内服していないか，事前にチェックすることはいうまでもないが，粘膜上に“美しく花咲く”病変を発見するとつい夢中になり，“痛手”を負った経験のある人も少なくないと思う．抗凝固薬内服は意外とよく効いている．

同様の大出血につながる失敗として，静脈瘤の生検がある．常に鑑別診断を思い描きながら生検をしないと思わぬ事態に遭遇することになる．まれな例としては，主膵管狭窄例の副乳頭生検を施行したところ，重症急性膵炎になったという話も聞いたことがあり，生検といえども致命的な事態を招きかねないということを肝に銘じておく必要がある．

263-00569

色素内視鏡検査

色素内視鏡検査とは

色素内視鏡検査とは，内視鏡検査において，粘膜面の微細な凹凸をとらえるために，また粘膜の種類や機能を知り，さらには病変の良・悪性を鑑別するために各種の色素液を散布する内視鏡検査である．

日常使用する色素の濃度や作用機序，保存方法などをよく理解して，いつでも使用できるように準備しておく必要がある．

禁忌

⇒“上部消化管内視鏡検査”に準ずる．

偶発症など注意点

- ルゴールはヨードを含むため甲状腺疾患患者への影響に注意する．
- 食道びらんを伴う疾患では，ルゴール散布後に食道痛がみられる．
- メチレンブルーの大量経口投与により肝・腎障害の可能性がある．
- プロナーゼ服用禁：出血性病変，急性潰瘍が疑われるとき，ストリップバイオプシー後など．

色素内視鏡検査の種類

コントラスト法：粘膜表面の凹凸を色素液のたまり現象を利用して強調し鮮明にして観察する方法であり，この方法によって通常内視鏡では観察困難な微細な変化までとらえることができる．

染色法：色素が粘膜上皮や病的組織内にとり込まれて着色した状態を観察する方法である．

色素反応法：色素が粘膜上皮からの分泌物あるいは粘膜内の物質と化学反応を起こし変色することを利用した方法で，内視鏡による粘膜上皮の機能検査法の一種である．

蛍光法：特定の波長の光に対して蛍光を発する色素を静注ないし経口投与し，この色素がどの部位でどのような蛍光を発するかを内視鏡的に観察する方法である．

（日本消化器内視鏡学会・消化器内視鏡技師制度委員会編：消化器内視鏡技師のためのハンドブック．改訂第5版，医学図書出版，1993より）

看護の実際

検査前・中・後

⇒“上部消化管内視鏡検査”に準ずる．

● メチレンブルー，インジゴカルミン使用時には，少量は体内に吸収され腎臓より排泄されるため，尿が青染するということを患者に説明しておく必要がある．

色素内視鏡に用いられる色素について

色素名	色調	対象部位	投与濃度
コントラスト法			
インジゴカルミン	青色	胃，十二指腸	0.1〜3.0%
		小腸，大腸	0.2〜0.5%
エバンスブルー	緑青色	胃	0.1〜0.2%
		十二指腸	0.1〜0.5%
ブリリアントブルー	青色	胃	0.5〜1.0%
メチレンブルー	青色	胃，大腸	0.05%
染色法			
メチレンブルー	青色	胃，十二指腸，小腸	0.05〜1.0%
トルイジンブルー	青紫色	食道，胃	0.2〜2.0%
アズール A	青紫色	胃	0.2%
色素反応法			
ルゴール液（ヨード液）	赤褐色	食道	1.2〜3.0%
コンゴーレッド	pH3 青紫色 pH5 赤色	胃	0.3〜0.5%
フェノールレッド	黄色〜赤色	胃	0.05%（尿素併用）
クリスタルバイオレット	pH により変色	胃，十二指腸，小腸，大腸	0.05%
蛍光法			
フルオレスチン	黄紅色	胃	10% 5 ml アンプル
アクリジンオレンジ	赤橙色	胃	0.025%（散布法） 500 mg（経口法）

（日本消化器内視鏡学会・消化器内視鏡技師制度委員会編：消化器内視鏡技師のためのハンドブック．改訂第 5 版，医学図書出版，1993 より）

必要物品（例）

⇒“上部消化管内視鏡検査”参照

- 電子スコープ（上部・下部）

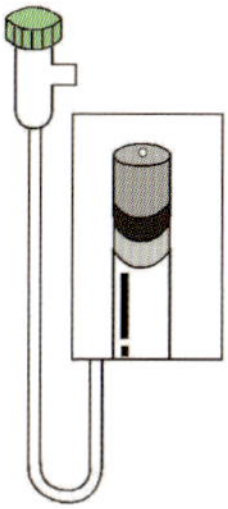

散布チューブ
（上部用あるいは下部用）

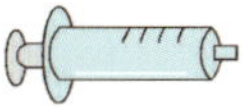

シリンジ

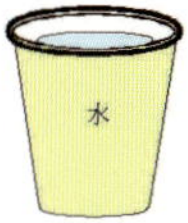

洗浄水

必要薬品（例）

前処置

⇒“上部消化管内視鏡検査”参照

必要時

- プロナーゼ 2 g
- 重曹 1 g
- 微温湯

散布用液―必要な色素各種

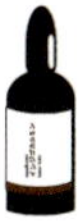

インジゴカルミン

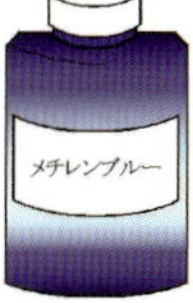

メチレンブルー

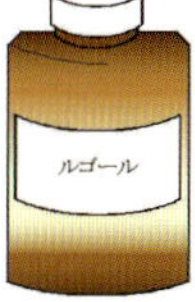

3%ルゴール液

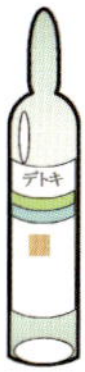

チオ硫酸ナトリウム
など

263-00569

手順（例）

手順	準備・注意点など
前処置 ①上部消化管内視鏡検査に準ずる前処置を施行する． （必要時） ②胃粘膜除去剤の服用 ③プロナーゼ，重曹	（必要時） ①微温湯 100 ml にプロナーゼ 2 g を溶解する． ②溶解液で重曹 1 g を内服させる．
色素散布 ①散布チューブをスコープに挿入する． ②色素を散布する（均等に散布できるよう，十分な力で押す）． ③必要時，水で不要な色素を洗い流す． ④観察する．	●色素の濃度を調節し，シリンジに吸う． 散布チューブの先 10 cm 手前のあたりまで薬液を満たしておく
検査終了時 ①水で十分に洗浄し，貯留した色素液を吸引し除去する． ②3％ルゴール液散布時は，チオ硫酸ナトリムを散布し中和する．	●チオ硫酸ナトリウムをシリンジに吸って準備する．
終了 スコープを抜去して終了する．	

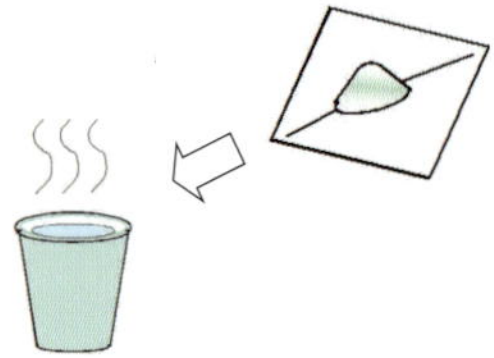

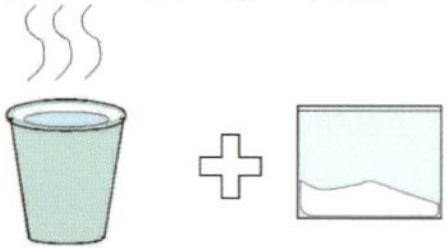

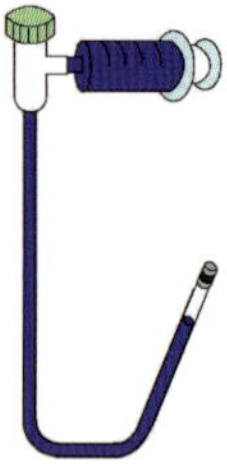

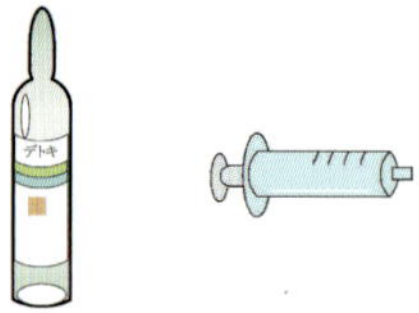

下部消化管内視鏡検査

下部消化管内視鏡検査とは

下部消化管内視鏡検査とは，下部消化管内視鏡を肛門から挿入して大腸を観察，写真撮影し，場合によっては組織を採取し，病態把握と診断を行う検査である．

適応

ほとんどすべての下部消化管疾患が適応となるが，とりわけ下部消化管出血が疑われるときの原因検索として有用である．

禁忌

- 腸管穿孔
- 腸管穿孔の危険の高い腸閉塞
- 中毒性巨大結腸症

看護の実際

検査前

- 患者確認をする―カルテと同一人物であることを確認する．
- 同意書の確認をする．
- 問診表に記入してもらう．
- 情報収集をする―カルテ，所見用紙，問診表より以下の情報を得る．

・既往歴
・薬物アレルギーの有無
・生検可否の服薬チェック
・鎮痙薬の確認

- 便の性状を確認する．
- 患者に検査内容と方法，前処置，検査中の注意事項を説明する．
- 着替えをしてもらう．

263-00569

検査中

●患者の不安を軽減し，検査中の注意事項，処置について，以下のことを説明する．

・痛みがあれば訴えるように．
・検査中，体位変換が必要．
・必要時，用手圧迫をする．
・ガスは我慢せずに出すように．

●全身状態に注意し，観察する．
●スコープ挿入中はできるだけ声かけを行い，スキンシップを図る．
●スコープ挿入中は，特に以下のことについて患者観察を行う．

・体動
・腹痛
・ベッドからの転落
・意識状態，バイタルサイン

●患者の羞恥心を考慮し，必要最小限の露出とする．

検査後

●全身状態を観察する．
●検査が終了したことを伝え，ねぎらいの言葉をかける．
●肛門部をティッシュペーパーで拭く．
●呼吸が整えば座位になってもらい，めまいなど起立性低血圧の症状がないか確認する．
●検査後は，次の注意事項，処置について説明する．

・腹が張るのでガスは出すように．
・脱水予防のため点滴を施行すること．
・点滴をしない場合は水分補給について．
・組織採取をした場合には，以下のような文書を渡して説明し，出血予防に注意してもらう．

生検検査を受けられた方へ

お疲れさまでした．大腸の一部を顕微鏡検査のために採取いたしましたので，本日は出血予防のために下記の点にご注意ください．

1．お酒など（アルコール類）は飲まないようにしてください．
2．本日の入浴は避けて，シャワー程度にしてください．
3．激しい運動は控えてください．

出血が続く，痛みが強いなど，異常がみられましたらご連絡ください．

○○○病院　　×××—××××

263-00569

必要物品（例）

⇒“上部消化管内視鏡検査”参照

- X 線装置（必要な場合がある）
- 内視鏡装置
- 下部用電子スコープ
- 吸引装置
- 送気・吸引・鉗子栓

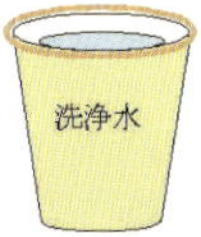

洗浄水（ガスコン®入り）

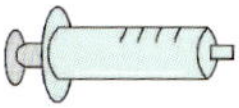

洗浄用注射器

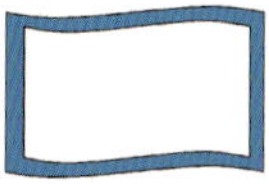

吸水シーツ

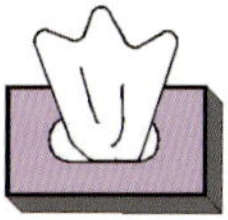

ティッシュペーパー

生検時

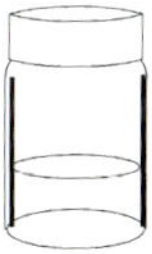

10%ホルマリン容器

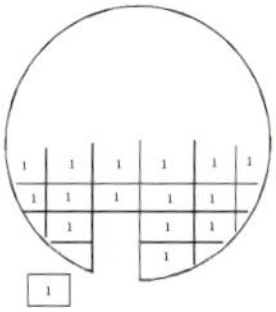

ろ紙

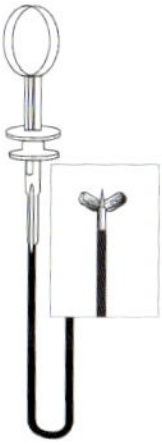

下部用生検鉗子

必要薬品（例）

前処置

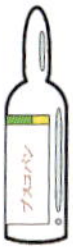

臭化ブチルスコポラミン（ブスコパン®）

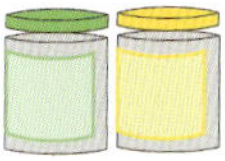

または　グルカゴン

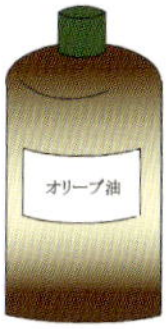

オリーブ油

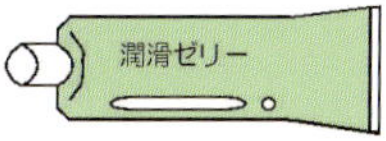

潤滑ゼリー

263-00569

手順（例）

手順	準備・注意点など
検査前 ①排便状況を確認する． ③施行医の指示があれば，ブスコパン®1Aまたはグルカゴン1Vを筋肉注射する．	**電子スコープの確認** ・送気，送水，吸引ができることを確認する． ・ホワイトバランスを確認する．
入室 ①検査着に着替えてもらい検査台に上がってもらう． ②検査台にて左側臥位になり膝を曲げてもらう． ③スコープが挿入できるよう，検査着をずらす．	オリーブ油を紙ガーゼに準備しておく 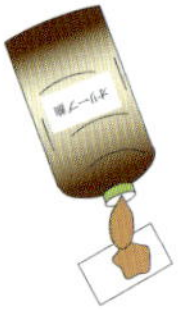 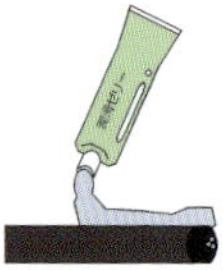 潤滑ゼリーをスコープにつけておく
スコープ挿入 ①患者の不安を軽減し，検査中の注意について説明する． ②スコープ挿入中はできるだけ声かけを行う． ③体位変換時は介助をする． ④施行医の指示の下，用手圧迫の介助をする．	**検査中の患者指導，処置** ・痛みがあれば訴えるように言う． ・検査中，体位変換が必要である． ・必要時，用手圧迫を行う． ・ガスは我慢せず出すように言う．

263-00569

手順	準備・注意点など
（必要時）色素散布，病理組織採取 ・被検者には事前に説明して，生検の了解を得る． ・生検材料を用いた研究を行う場合は，被検者の了解を書面でとる必要がある． ①色素を注射器に準備し，鉗子口から注入する． 必要時，散布チューブを使用する． ②生検鉗子の先を，閉じた状態で鉗子口に挿入する． ※チャンネル内で開閉しない． ③目的のところで鉗子操作を行い，組織を採取する． しっかりつかんで鉗子口から生検鉗子を抜き取る． ④病理組織を番号順にろ紙につけ，被検者氏名を記入したホルマリン容器に入れる．	（⇒“色素内視鏡検査”参照） 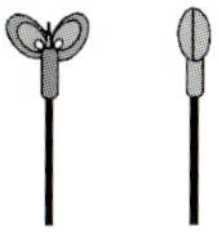 生検鉗子が開閉するか確認しておく 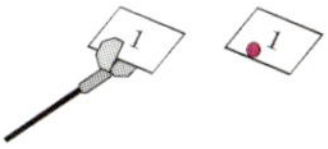 組織をろ紙につける 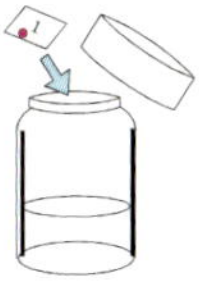 検体が採れたことを確認しホルマリン容器へ
検査終了後 ①ティッシュペーパーで汚れを拭き取る． ②検査後の注意事項について説明する．	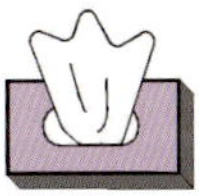 （⇒“生検検査を受けられた方へ”参照）

裏技 その1

抗凝固薬内服中患者の目印

抗凝固薬内服中の患者の生検は禁忌です
しかし，内視鏡検査に夢中のあまり，そのことを忘れて
思わず生検してしまいそうになった経験はありませんか？

用意するもの

- 大きめのマグネットシート（A4 サイズほど）

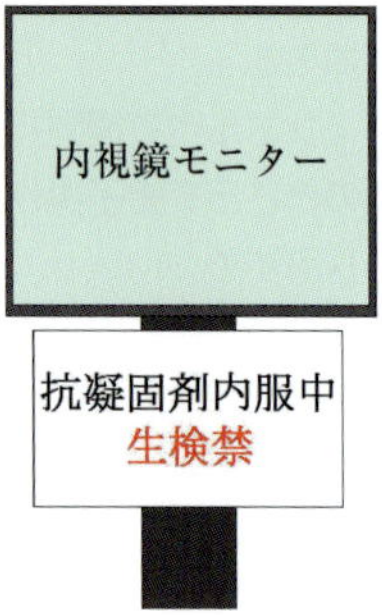

作り方

- マグネットシートに“抗凝固薬内服中　生検禁”と目立つように大きく記入する．
- 抗凝固薬内服中の患者が内視鏡検査を受けるときは，カルテを確認する看護師が“生検禁”であることを施行医・介助者に伝えると同時に，決まった位置にマグネットシートを貼り付ける

※当院ではこのような方法をとっていますが，他施設でも安全管理にはさまざまな工夫がなされていることと思います．「こうしたほうが安全」というようなご意見がございましたら，参考にさせていただきますので，ぜひご連絡ください．

263-00569

内視鏡的逆行性胆道膵管造影
（ERCP）

内視鏡的逆行性胆道膵管造影とは

内視鏡的逆行性胆道膵管造影（endoscopic retrograde cholangiopancreatography；ERCP）とは，内視鏡を十二指腸下行脚まで挿入し，十二指腸から逆行性に胆道・膵管を造影する検査である．

適応

- 総胆管，胆嚢，肝内胆管，膵管など，造影される部位に変化をきたす疾患

禁忌

- 上部消化管内視鏡で禁忌とされる症例
- 胆管炎・急性膵炎の患者
- ヨード剤アレルギーのある患者

偶発症

- 逆行性胆管炎
- 急性膵炎
- 穿孔
- 出血
- 過度の鎮静による呼吸抑制　など

看護の実際

⇒“上部消化管内視鏡検査”に準ずる．

検査前

- 留置針にて血管確保する（左側臥位になるので，できれば右手に確保する）．
- 透視装置を使用するため，検査着へ着替えてもらう．
- 鎮静薬を使用するので，バイタルサイン，酸素飽和度を観察する．

検査中

- 検査中の体位について説明し，協力を得る．
- 一般状態，呼吸状態，循環状態に注意し観察する．
- 体位変換時は，転落や関節可動域に注意する．
- ルート類の屈曲に注意する．
- 造影剤注入時はヨード剤アレルギーに注意して観察する．
- 痛みなどがないか観察する．

検査後

- 腹臥位から仰臥位への体位変換を介助する．
- 口腔内を吸引し，誤嚥を防ぐ．
- 呼吸状態，バイタルサイン，自覚症状を確認する．
- 病棟看護師へ治療内容・経過を申し送る．

必要物品（例）

⇒“上部消化管内視鏡検査”参照

- X 線装置
- 内視鏡装置
- 電子スコープ（側視鏡）
- 吸引装置
- 送気・吸引・鉗子栓

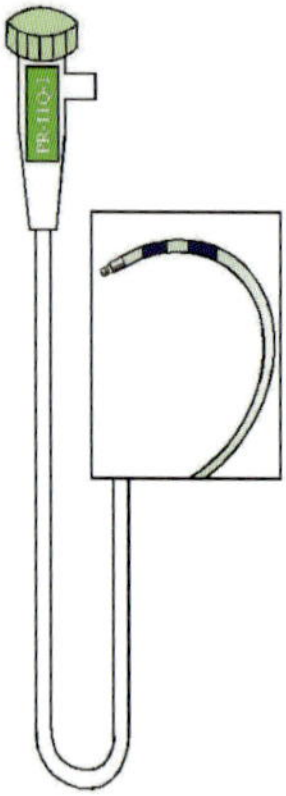

ERCP 造影チューブ

必要薬品（例）

前処置・セデーション

⇒“上部消化管内視鏡検査”に準ずる．

造影剤

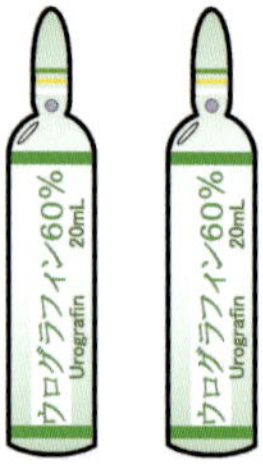

造影剤
アミドトリゾ酸ナトリウム
メグルミン
（ウログラフィン®）

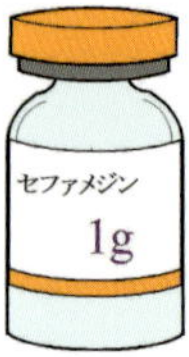

セファゾリンナトリウム
（セファメジンα®）

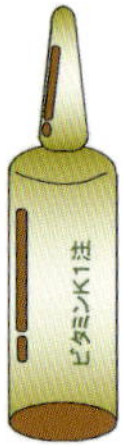

ビタミン K_1 製剤
（ビタミン K_1 注®）

263-00569

手順（例）

手順	準備・注意点など
前処置 上部消化管内視鏡検査に準ずる前処置を施行する．	
スコープ挿入 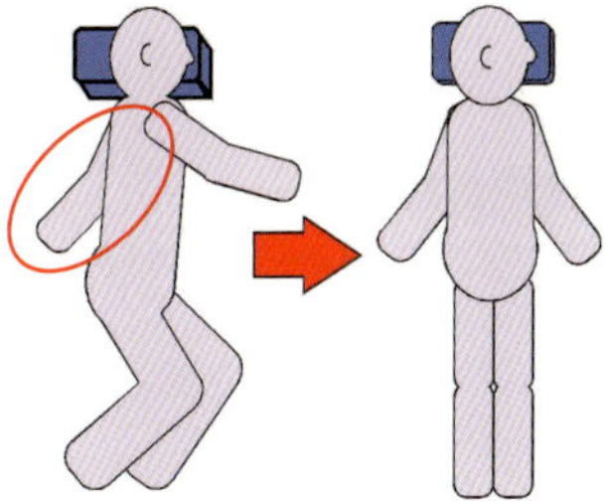 ①左上肢を背中側に回したまま左側臥位とする． ②スコープを挿入する． ③十二指腸球部に到達したら，枕を低いものに替え，腹臥位とする（顔は右側を向く）．	①造影剤を準備する． 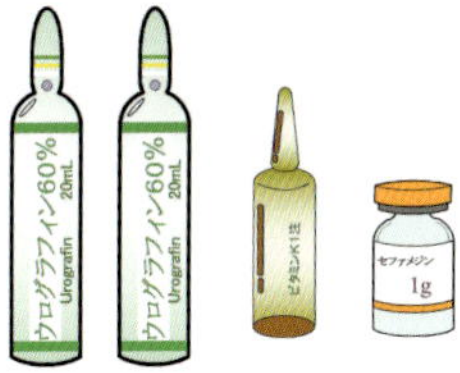 ②造影剤・ビタミンK$_1$®・セファメジンα®を混注し，10 ml のシリンジに分けておく．
カニュレーション ①スコープを十二指腸下行脚まで挿入し，十二指腸乳頭を確認する． ②鉗子口より造影チューブを入れて，造影剤をフラッシュする．	・処置具を準備する． ・造影チューブ内に気泡が混入すると結石と誤認されるため，気泡が混ざらないようにする．

手順	準備・注意点など
胆道造影 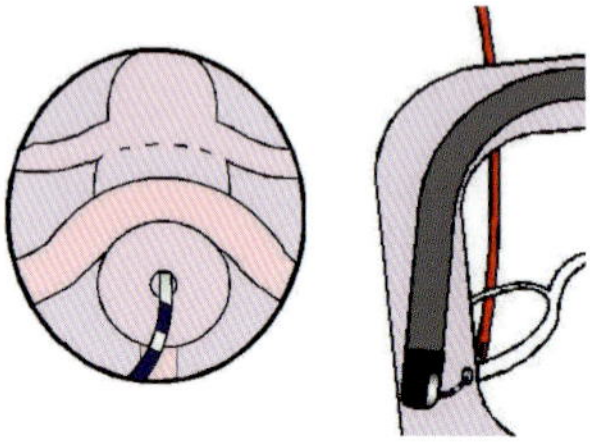 ①カニューレを 1 時方向へ開口部と垂直に挿入する． ②先端が胆道部に挿入されたら，造影剤を注入する．	●透視画面を，施行医が見やすい位置へおく． **検査中の注意点** ●無理なカニュレーションは避ける． ●過度の造影をしない． ●造影剤注入時に抵抗を感じた場合は注入をやめる．
膵管造影 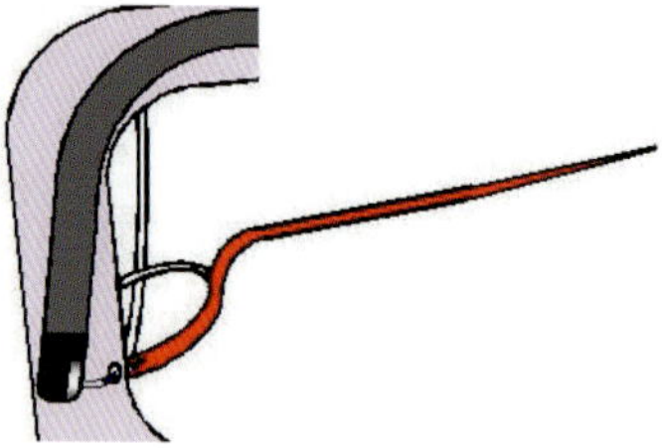 ①カニューレを 11～12 時方向へ，開口部と平行に挿入する． ②先端が膵管部に挿入されたら造影剤を注入する．	●胆管造影後は，胆汁を洗ってから膵管造影を行う． ●膵管造影は慎重に行う． （胆管処置のみの予定なら膵管造影は行わない） **検査中の注意点** ●大量に膵管に造影剤が入ると膵炎のリスクが高くなるため，造影剤は少量ずつ注入する． ●造影剤注入時に抵抗を感じた場合は，無理な注入は行わない．

263-00569

手順	準備・注意点など

必要に応じ造影チューブを各種準備する──造影チューブ例

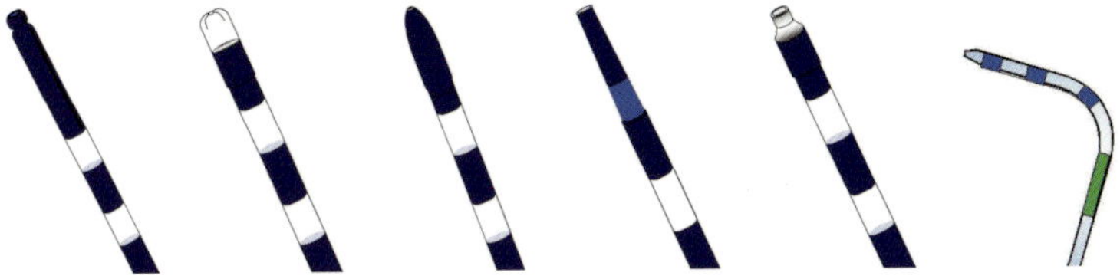

標準型　スリット型　短先細り型　長先細り型　メタルチップ　彎曲タイプ

手順	準備・注意点など
終了 スコープを抜去して終了する.	

263-00569

ERCP は最後の手段

胆膵系の診断は近年飛躍的に進歩している．ほとんどのケースで内視鏡的逆行性胆道膵管造影（ERCP）に頼らなくても確定診断に至れるようになってきている．ERCP は合併症の多い検査手技であるから，まずエコーや CT，MR-CT など非侵襲的なその他の検査を実施すべきである．

ERCP で最も重要な合併症は急性膵炎である．重症急性膵炎は致死的であり，まずこれを起こさないことが最重要である．そのためには，胆道系のみの検査・処置が目的なら，膵管造影は最初から行わないほうがよい．

選択的胆管造影が困難なケースでは，何度も膵管造影を繰り返してしまうケースに遭遇する．時間がかかればかかるほどファーター乳頭は浮腫をきたし，ときには粘膜下注入になったりして膵炎発症のリスクが高まる．無理なカニュレーションになる前に，「もしも膵炎を起こしたら…」と頭を切り替えよう．ムキになる人はこの検査に向かない．膵管造影を確認したら，過度の圧力をかけた造影にしないことも重要である．

現在では超音波内視鏡検査（EUS）はじめ，ほかの検査で代用できるので，腺房造影は行うべきでないと考える．また，胆管造影後に膵管造影を試みるときは，必ずカニューレを交換するか，あるいは十分洗浄する．胆汁を膵管の中に注入してはならない．

このように，診断としての ERCP の機会は減少しつつあるが，内視鏡的乳頭括約筋切開術（EST），内視鏡的逆行性胆道ドレナージ（ERBD）などの処置の適応には変化はない．胆管炎など胆管閉塞機転のケースを扱うときは，いつも胆道ドレナージの確保を優先させることを考える．最悪なのは，緊急 EST でさんざん乳頭部に操作を加えたあげく胆管ルートを確保できないで終了するケースである．急性化膿性閉塞性胆管炎も致死的であることを忘れてはならない．

超音波内視鏡検査（EUS）

超音波内視鏡検査とは

超音波内視鏡検査（endoscopic ultrasonography；EUS）とは，内視鏡先端に超音波振動子を装着した機器を使用し，消化管内腔より消化管内壁，隣接した臓器の超音波像を描出し，診断する検査である．

適応

- 各臓器の限局性病変のすべてに適応があるが，とりわけ癌の深達度・進展度診断，粘膜下腫瘍の鑑別診断に有用である．
- 胆嚢ではコレステロールポリープとそれ以外の病変（過形成腺腫，腺癌）との鑑別が可能である．また，膵臓では小膵症の発見に最も有用な検査である．

禁忌

⇒“上部（下部）消化管内視鏡検査”に準ずる．

看護の実際

⇒“上部（下部）消化管内視鏡検査”に準ずる．

EUS の前に

1．脱気水注入装置の準備

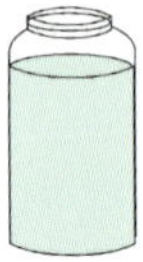

送水タンクに脱気水を静かに入れる

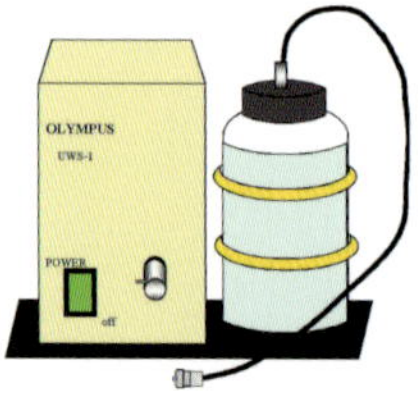

キャップを確実に閉める

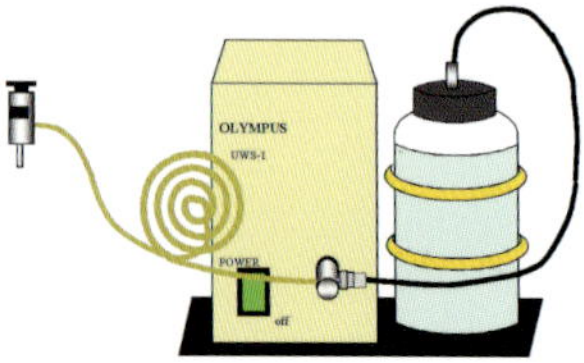

送水タンクの取り付け口と送水チューブを本体に差し込む

263-00569

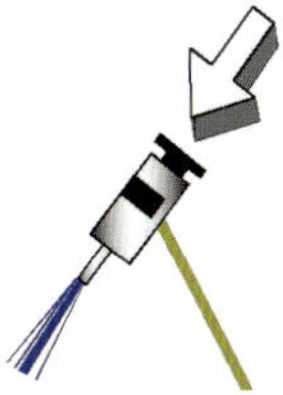

装置の後ろにフットスイッチとコンセントを差し込み，注水チューブの先端にある注水ボタンを押しながらフットスイッチを踏んで，脱気水が出ることを確認する

2．内視鏡用超音波観測装置，白黒ビデオプリンターの確認

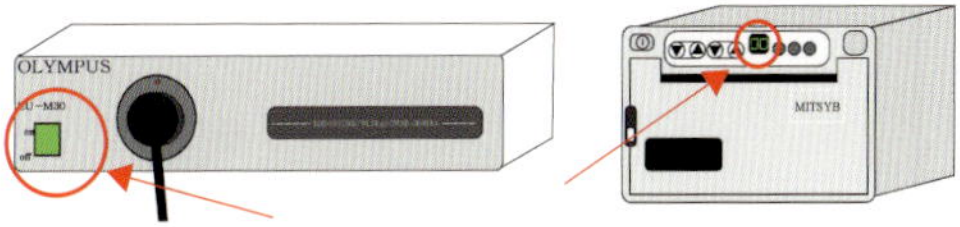

電源がONになっていることを確認

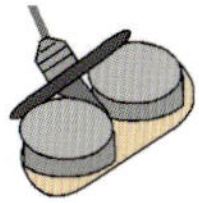

フットスイッチを施行医の足元に準備する

細径超音波プローブの準備（必要時）

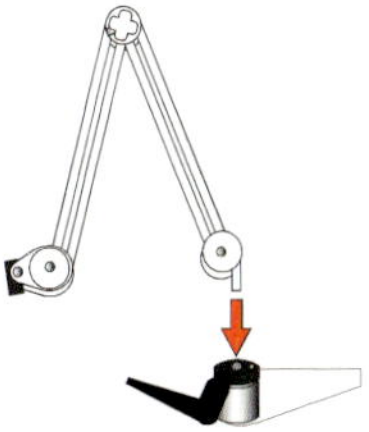

細径超音波プローブ用のアームを取り付ける

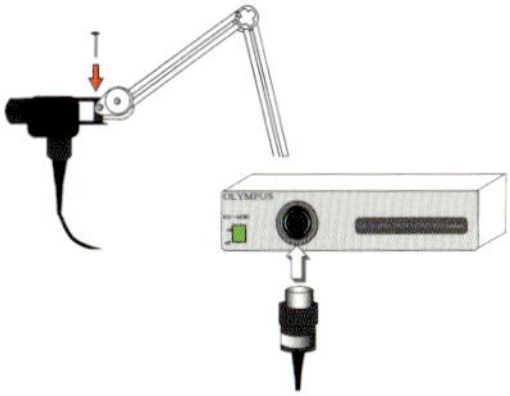

アームと内視鏡用超音波観測装置にプローブ駆動ユニットを取り付ける

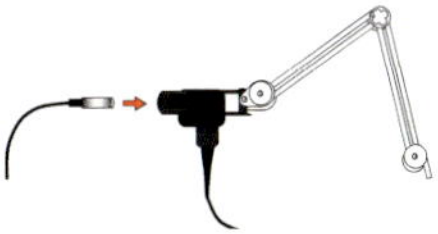

細径超音波プローブをユニットへ取り付ける

バルーンの準備（必要時）

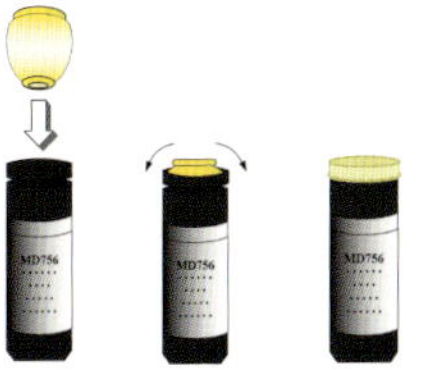

バルーンをアプリケーションに付ける

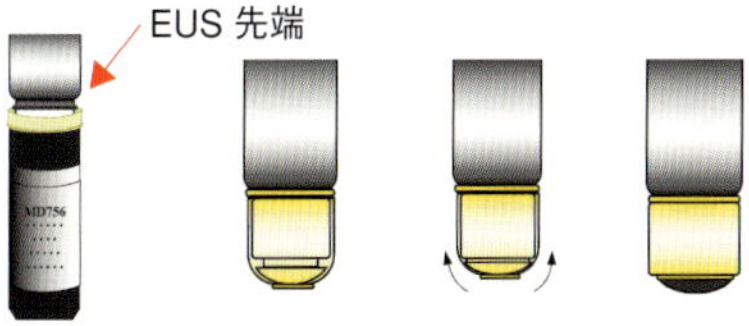

EUS 先端にバルーンを装着する

263-00569

必要物品（例）

⇒“上部（下部）消化管内視鏡検査”参照

細径超音波プローブ

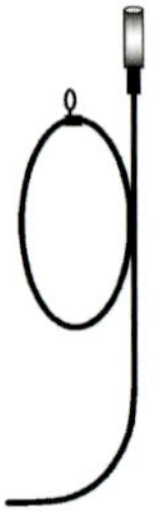

細径超音波
プローブ

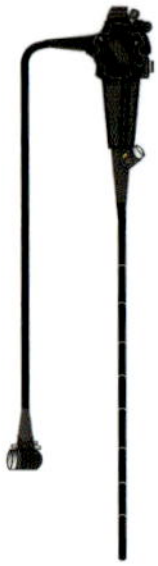

上部（下部）
スコープ

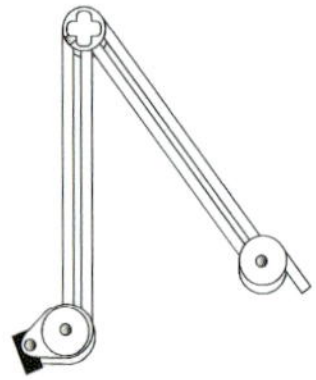

細径超音波プローブ用
アーム

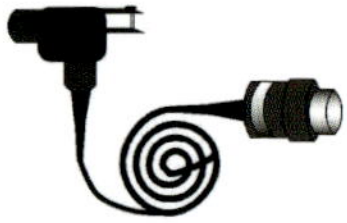

プローブ駆動ユニット

専用機

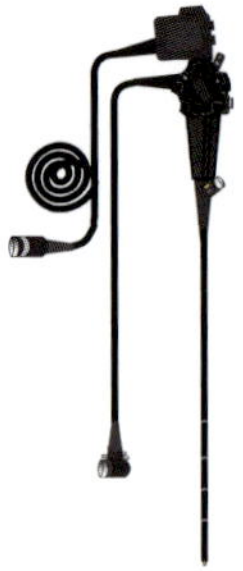

スコープ
（EUS 専用機）

その他

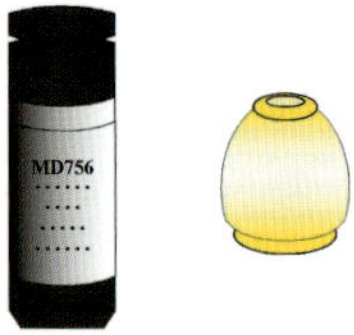

バルーンとアプリケーション

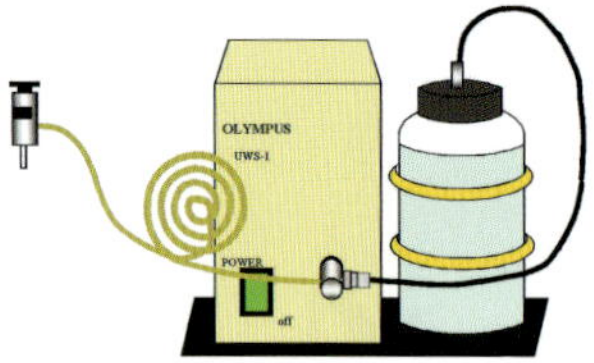

送水器（脱気水）

必要薬品（例）

前処置

⇒“上部（下部）消化管内視鏡検査”参照

263-00569

手順（例）

手順	準備・注意点など
前処置～スコープ挿入 ⇒"上部(下部)消化管内視鏡検査"に準ずる. ●施行医指示により前処置で脱気水を飲ませる場合は咽頭麻酔前とする. ●施行医指示によりセデーションを行う.	⇒"上部（下部）消化管内視鏡検査"に準ずる.
脱気水注入 ①胃液を十分に吸引する. ②注水チューブの先端の注水ボタンを押しながらフットスイッチを踏み注入する. （病変が十分に浸水するまで注入） 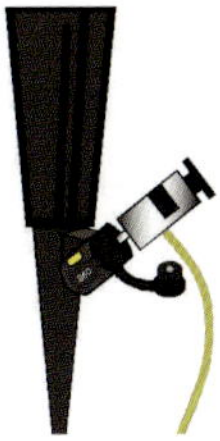	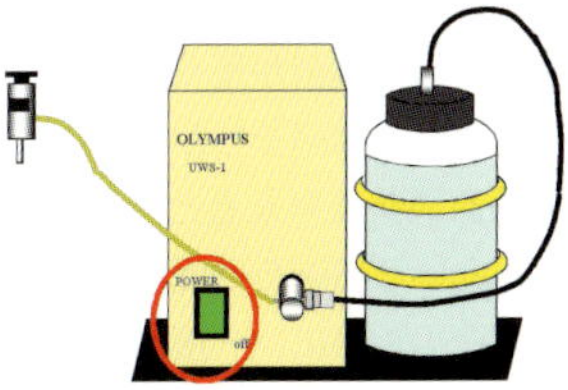 電源を確認する
EUS 像の観察 超音波を病変に対して垂直に当て，良好な画像を得ることが肝要である. ●汎用 EUS（前方斜視）では病変を見下ろす位置が観察至適位置となる. ●脱気水が充満しにくい場合は，腹臥位，右側臥位などの体位変換を試みるか，バルーン法を併用してみる.	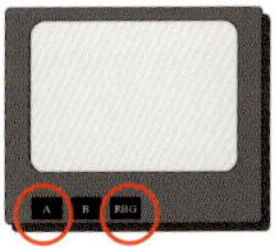 TV モニターのラインを RBG から A に変える 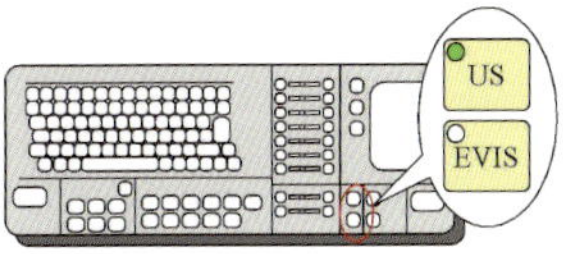 キーボードのモニター切り替えスイッチを押す 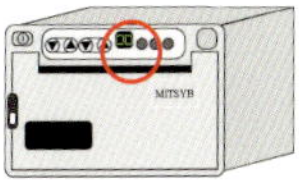 電源を確認する
終了 スコープを抜去して終了する.	●口腔内吸引の準備をする.

送気・送水・吸引確認は基本中の基本

消化管スコープ検査における術者の心得の基本として，挿入前の送気，送水，吸引の確認を再三にわたり指導している．

最初はしっかり確認していた医師も慣れてきて確認を怠ると，送気がきかない（胃の膨らみが悪いことでやっと気づくことが多い），送水できない（スコープの視野のくもり，汚れがとれないで気づく），吸引がきかない，などのことに検査途中で気づき，あわてて接続などを確認して機器を復旧させるということになる（どうしても送気できず，50 ml の注射器で空気を何回も入れてしのいだというベテラン医師の話を聞いたことがある）．

患者には，検査が長くなったことを話すことになるが，あわてて機器を確認していることは必ずわかるので，患者に不信の念をいだかせることとなる．最近の医原情勢を考えると，「検査前に機器の確認を行ってないとはどういうことだ」というお叱りを受ける可能性も十分にありうる．また最悪の場合，術者の不注意のために，一度内視鏡を抜いて体外で確認して再度挿入するというのは，二度の挿入の苦痛と危険を患者に味わわせることとなる．

もう一度，基本に忠実に送気，送水，吸引の確認をしっかりと行うべきである．また，電子スコープとなってから，送信エラーという不具合も問題となってきており，一度体外で写真を撮ってみることも必要かもしれない．

263-00569

気管支内視鏡検査
（気管支ファイバースコピー）

気管支内視鏡検査（気管支ファイバースコピー）

適応

- 胸部異常陰影の診断
- 血痰や喀血，原因不明の喘鳴や無気肺などの気管支（内）病変の診断
- 喀痰細胞診陽性で陰影がない気管支癌の診断
- 肺癌や食道癌の進展度評価
- 気管支内視鏡による治療：気道分泌物の吸引・除去，気管内チューブの挿入・入れ替え，気道内異物の除去，気道狭窄の拡張・ステント挿入など

禁忌

- 患者の理解，協力が得られない場合
- 出血傾向のある場合（相対的禁忌であるが，擦過や生検などを行わない観察目的の検査であれば，安全に行えることもある）
- 患者の呼吸状態や血行動態が安定しない場合（相対的禁忌）

手順

①本人を確認し，同意書，承諾書，中止薬，禁忌薬の有無などを確認する．
②前投薬（鎮痛薬や抗コリン薬などが使われることが多い）を行う．
③喉頭麻酔を行う（通常，噴霧器で行われる）．
④検査前にマウスピースを軽くくわえてもらう．

- スタッフは，マスク，手袋，ガウンを使用することが望ましい．（特に，結核感染が疑われる場合はN95マスクの着用を，透視下での検査が予定されている場合はプロテクターを着用する）

263-00569

気管支内視鏡下で行われる諸検査

1．気管支擦過検査（気管支ブラシ）

気管支内視鏡の処置口から，ブラシや鋭匙（キュレット）を挿入し，病変部を擦過して細胞診や培養などの検体を採取する検査である．X線透視下で行われることが多い．

2．経気管支吸引細胞診（transbronchial aspiration cytology；TBAC）

気管支内視鏡の処置口から穿刺針を挿入し，気管支壁を貫通して，リンパ節や気管支に隣接した腫瘍を穿刺，吸引する検査である．

3．経気管支（腫瘍）生検〔transbronchial (tumor) biopsy；TB (T) B〕

気管支内視鏡の処置口から生検鉗子を挿入し，病変部（腫瘍）の生検を行う．

4．経気管支肺生検（transbronchial lung biopsy；TBLB）

気管支内視鏡の処置口から生検鉗子を挿入し，肺組織の生検を行う．特に，びまん性肺疾患などの診断や評価を目的として，透視下に，胸膜より 2～3 cm 離れた部位の末梢肺組織を採取する．採取後，すみやかに注射器内などで陰圧をかけ，圧縮された肺組織を伸展する必要がある．

5．気管支洗浄（bronchial lavage, bronchial toilet）

気管支内視鏡の処置口から生理食塩水 10～20 ml を注入し，陰圧をかけて回収する検査である．細胞診や各種培養などに用いる．

6．気管支肺胞洗浄（bronchoalveolar lavage；BAL）

気管支内視鏡の先端を目的気管支に楔入して，気管支内視鏡の処置口から通常，50 ml の生理食塩水を 3 回注入し，末梢肺を洗浄した液を回収し，検査に提出する．びまん性肺疾患などの診断や評価を目的として行われる．

合併症とその対応

1．キシロカイン®中毒，ショックなど

キシロカイン®過量投与に注意する．

2．低酸素血症

気管支内視鏡操作中に低酸素血症を起こすことがあるので，パルスオキシメーターを装着するなどして早期に発見し，酸素投与などの適切な処置を行う．気管支狭窄や気管支喘息の既往のある患者では注意する．

3．出血，気胸

出血，気胸はTBBやTBLBなどの生検に伴って発生することがある．特に出血は気管支内視鏡検査の最も重篤な合併症であり，動脈出血の場合，ショックや心肺停止を起こし，致命的なものとなることがある．十分に注意して生検することが最も重要であるが，万一の場合のために，救急カートやモニターが即座に使用可能な状態である必要がある．

気胸はTBLBの合併症として起こることがあり，生検に伴って患者が疼痛を訴える場合は，気胸を起こしている可能性が高い．TBLB後は，必ず胸部X線撮影を行い，気胸などの合併症を起こしていないかどうか確認する．

263-00569

緊急内視鏡検査（止血法）

内視鏡的止血法の適応

- 活動性出血を認める場合
- 活動性出血を認めないが露出血管を認め，再出血の可能性が高い場合　など

内視鏡的止血法の種類

1．局注法
- ・純エタノール
- ・高張 Na エピネフリン（HSE）
- ・エトキシスクレロール

2．熱凝固法
- ・高周波凝固法
- ・ヒータープローブ法
- ・アルゴンプラズマ凝固法（APC）

3．機械的止血法
- ・クリップ
- ・バルーン圧迫法
- ・結紮〔留置スネア，内視鏡的静脈瘤結紮術（EVL）〕

4．薬物散布法
- ・トロンビン

看護の実際

- 常に，患者の精神的・肉体的な不安や苦痛を軽減できるよう配慮する．
- 家族への説明，不安の軽減にも努める．
- 緊急内視鏡の前に，問診（必要時家族から），身体所見，臨床検査などを基に病態を十分に把握しておく．
- 全身状態（意識状態，呼吸状態，血圧，脈拍などのバイタルサイン）

を把握し，処置を含め敏速に対応する．

- 救急カートを身近なところに用意しておく（緊急時のために救急カートの点検は定期的に行う）．

検査前

- 前処置は施行医に確認する．
  (咽頭麻酔，抗コリン薬の使用量は少量とし，全身状態不良の場合は使用しない)

検査中

- 意識状態，一般状態を経時的にチェックし，処置時は変動に留意する．
- 吐血，下血を考慮し，処置用シーツなどを敷いて周囲への汚染防止に努める．
- 誤嚥に注意し，安全な体位の確保に努める．
- できるだけ声かけを行い，不安の軽減を図る．

検査後

- 全身状態を観察する．
- 検査，処置が終了したことを伝え，患者や家族へ言葉かけを行う．
- 病棟看護師に処置内容を申し送る．

高張食塩エピネフリン（HSE）局注法

高張食塩エピネフリン（hypertonic saline epinephrine；HSE）局注法とは，エピネフリンの強力な血管収縮作用と高張 Na 液により血管壁の圧迫止血を促し，血管の閉塞を生じさせ止血効果を得る方法である．

必要物品・薬品（例）

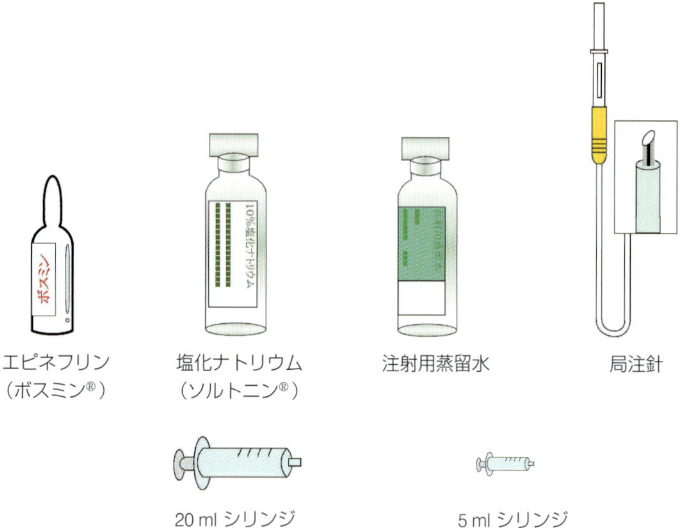

263-00569

手順（例）

手順

①鉗子口より局注針を挿入する．

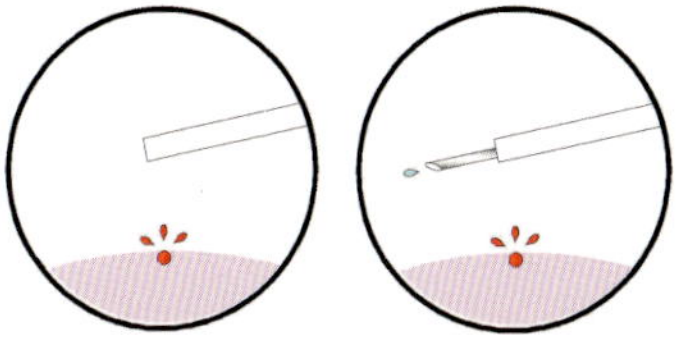

②局注針の先端が粘膜に当たらない安全な場所で針を出し，HSE 液をフラッシュする．

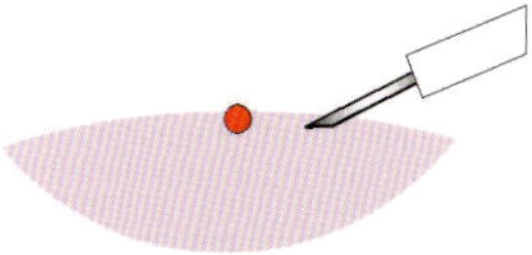

③出血部位を確認後，露出血管のできるだけ近くに穿刺する．

④1 ml ずつ読み上げながら注入する．

※注入量は 1 カ所に約 3 ml ずつ，出血周囲の 3〜4 カ所に局注する．

⑤注入量を記録する．

準備・注意点など

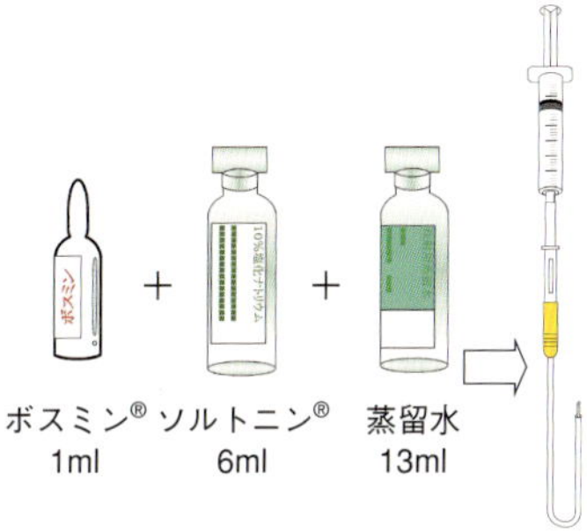

①HSE を 20 ml の注射器に作製し，5 ml の注射器に分ける．

②局注針内を HSE 液で満たす．

> 初回治療 24 時間以内に再度内視鏡検査を施行し，止血確認をする．

純エタノール局注法

純エタノール局注法とは，99.9％エタノール（無水エタノール）を内視鏡直視下に出血部位に局注し，純エタノールの脱水・固定作用により血管を収縮させ，血栓形成を促し止血させる方法である．

少量でも強力な脱水・固定作用があるため適応制限がなく，高い止血効果が得られる．

必要物品・薬品（例）

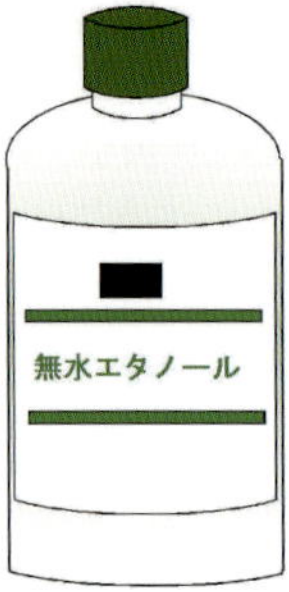

無水エタノール

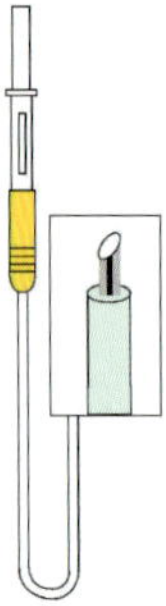

局注針

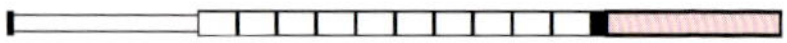

1 ml シリンジ

手順（例）

手順

①鉗子口より局注針を挿入する．

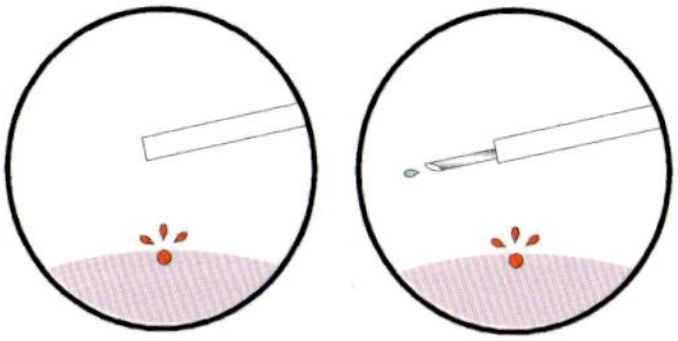

②安全な場所で針を出しフラッシュする．

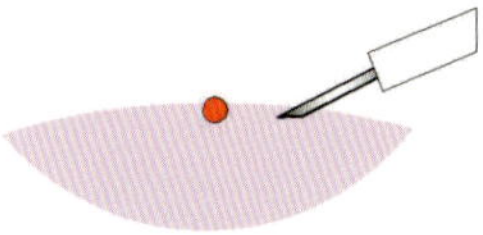

③出血部位を確認後，血管周囲の 1～2 mm の部位に 3～4 カ所注入する．

④0.1 ml 単位で読み上げながら，ゆっくり注入する．

※1 回注入量は 0.1～0.2 ml

⑤注入量を記録する．

準備・注意点など

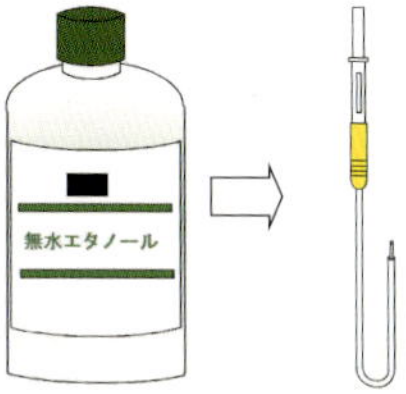

- 血管が固定されれば黒色に，基部は白色に変色する．
- 針を深く刺入したまま局注すると，潰瘍が拡大することがある．
- 初回治療 24 時間以内に，再度内視鏡で止血確認する．

クリップ止血法（EZ CLIP）

クリップ止血法とは，外科的結紮止血法と同様に破綻血管を直接把持し止血する方法である．

必要物品（例）

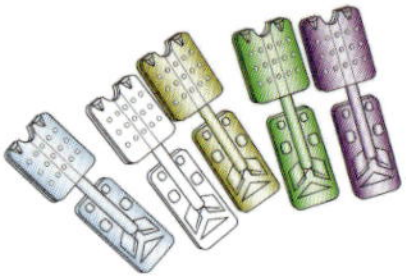

クリップ各種

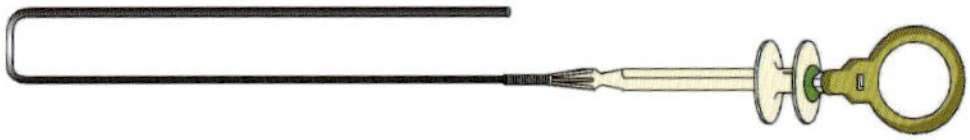

回転クリップ装置

手順（例）

手順

①鉗子口より挿入する．

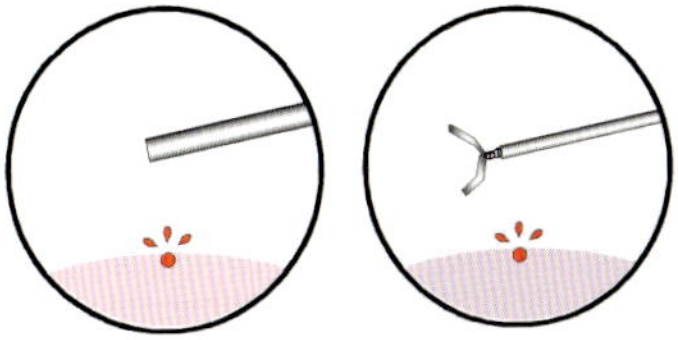

②シースからクリップを出し，スライダーを少しだけ引いてクリップを最大幅にする．

※クリップが粘膜に当たると開かなくなるため，十分なスペースのある場所で展開する．

③回転グリップを回転させ，クリップを目的部位に向ける．

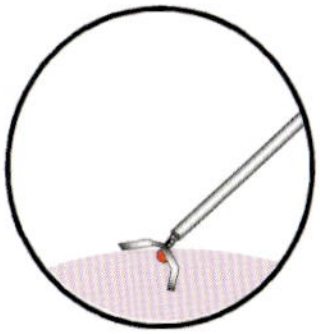

③露出血管の真上から，血管を挫滅させないようにクリップを押し付ける．

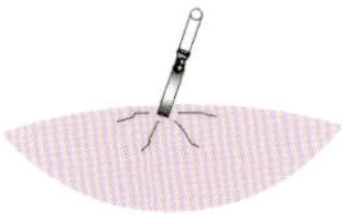

④回転クリップのスライダーを引き，クリッピングする（脱落したり，不十分である場合には再施行する）．

⑤クリップの使用数を記録する．

準備・注意点など

クリップ装填

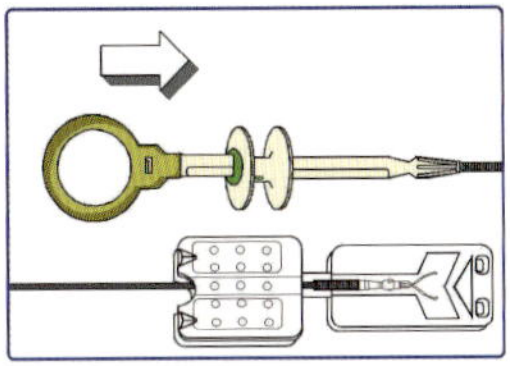

①シースをカートリッジに入れ，スライダーを押す．

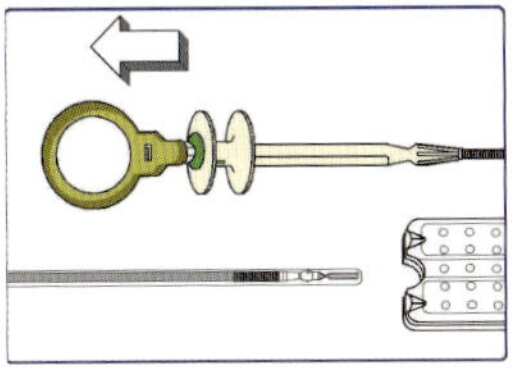

②スライダーを引く．

- 初回治療 24 時間以内に再度内視鏡検査を施行し，止血を確認する．

ヒータープローブ法

ヒータープローブ法とは，食道静脈瘤以外の上部消化管出血に対して，電気熱により蛋白凝固を起こし止血させる方法である．潰瘍からの出血に対し，露出血管にプローブを接触させ血管を焼灼・凝固させる．

必要物品（例）

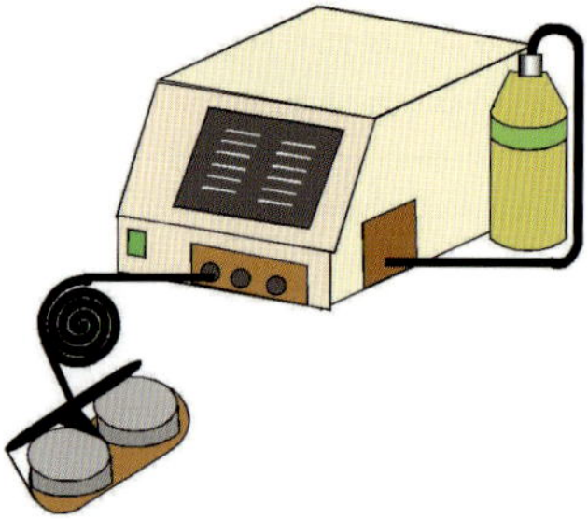

フットスイッチ　本体　送水ポンプ

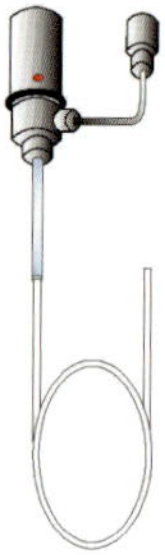

ヒータープローブ

263-00569

手順（例）

手順	準備・注意点など
①鉗子口よりプローブを挿入する． 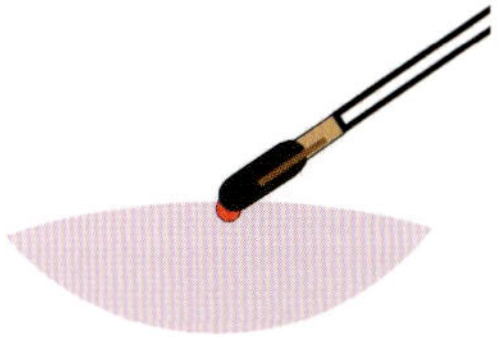 ②プローブ先端を露出血管に接触させ過熱する． ③熱冷ましのため，水をまく． ④加熱回数を記録する．	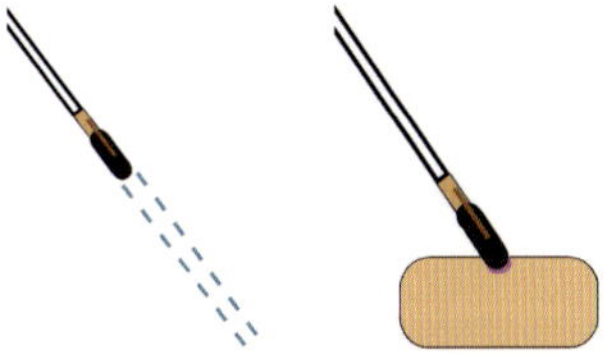 ①フットスイッチの“送水”を踏んで，プローブ先端からジェット水流を確認する． ②フットスイッチの“凝固”を踏み，石鹸などに当て加熱することを確認する． 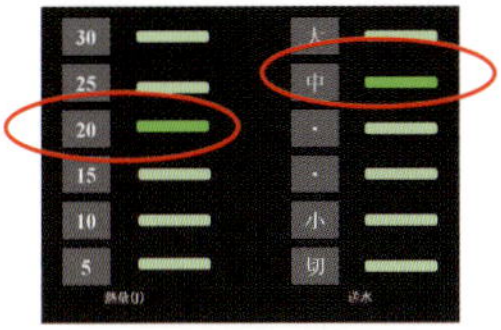 ③設定：通常，熱量“20 J”，水量は“中”に設定する． ●初回治療 24 時間以内に再度内視鏡検査を施行し，止血確認を行う．

バイポーラ止血プローブ

バイポーラ止血プローブによる方法では，穿孔・熱傷の危険性が少なく，止血効果が確実に得られる．

必要物品（例）

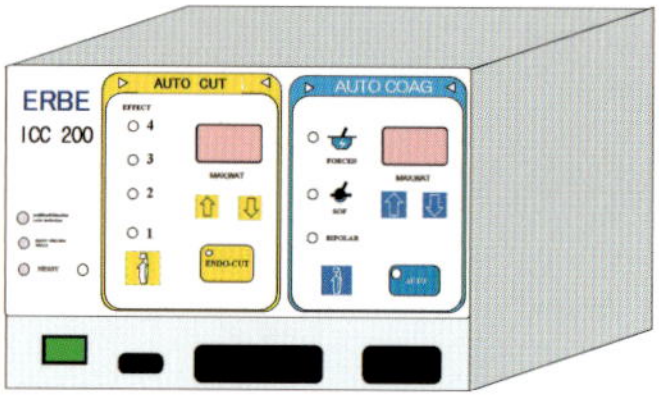

ERBE

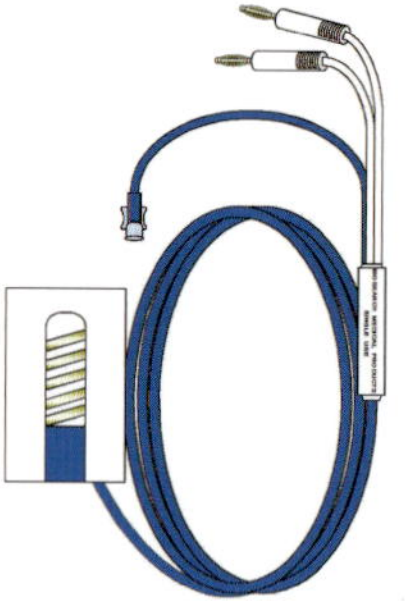

バイポーラ止血プローブ

263-00569

手順（例）

手順

①鉗子口よりバイポーラ止血プローブを挿入する.

②フラッシュポートから洗浄水を注入し，出血部位を確認する.

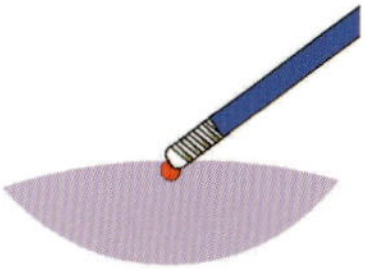

③先端チップを出血部位に接触させる.

④高周波発生装置の電源を入れ，出力設定をする.

⑤モニターで確認しながら，フットスイッチを踏み通電を開始する.

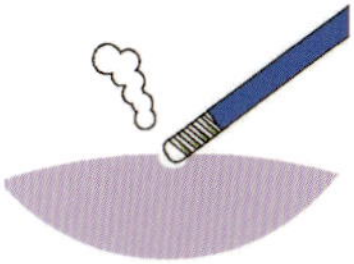

⑥出血部位に接触している先端チップが白くなりはじめたら，3～5 秒かけて焼灼する.

※フットスイッチは連続的に踏む.

※凝固のための通電時間は出血の状況や患者の状態で異なるが，3～5 秒を目安に行う.

※5 秒以上通電時間をかける場合，患者および通電部位を十分に監視し，異常が認められた場合はただちに通電を中止する.

⑦出血部位を確認し，出血が続いていれば再度同じ手順で焼灼する.

準備・注意点など

①施行前にテストをする.
（通電テストは開封直後の 1 回限り）

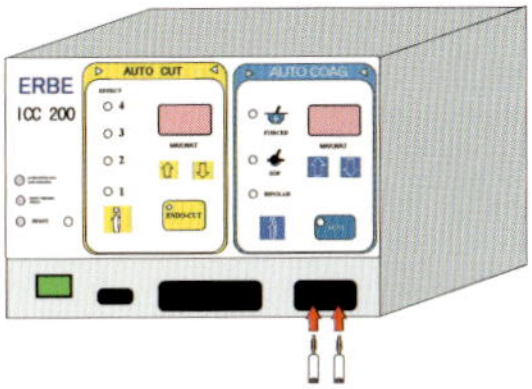

②ERBE にバイポーラ止血プローブを接続する.

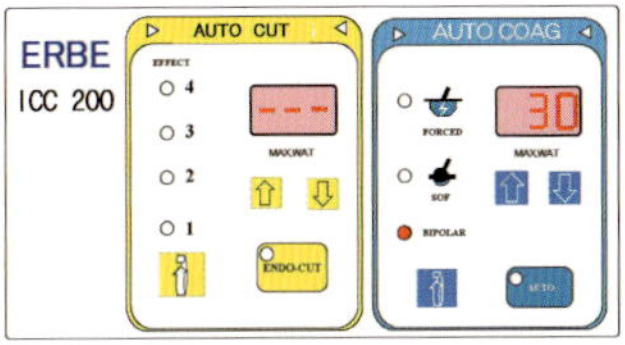

③出力を設定する（各高周波発生装置の推薦出力に設定）.

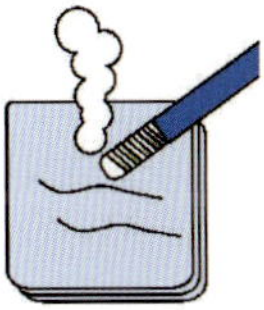

④膿盆などに生理食塩水でぬらしたガーゼを置き，プローブのチップ部を斜め 45° くらいにして，ガーゼにしっかり接触させる.

⑤フットスイッチを踏み，蒸気の発生を確認する.

結紮法（留置スネア）

結紮法は，ポリープなどの出血予防に対し，基部に留置スネアをかけて結紮する方法である．

必要物品（例）

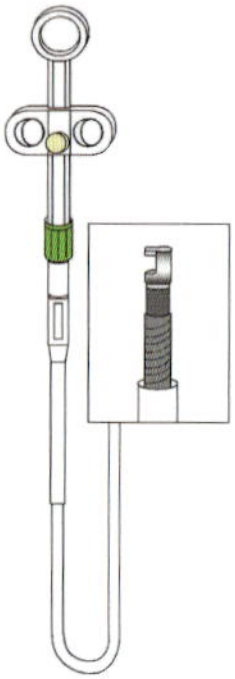

留置スネアシース
ハンドル

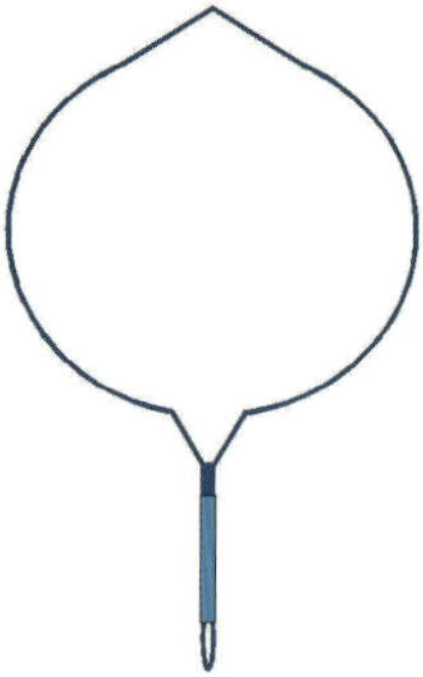

ループ

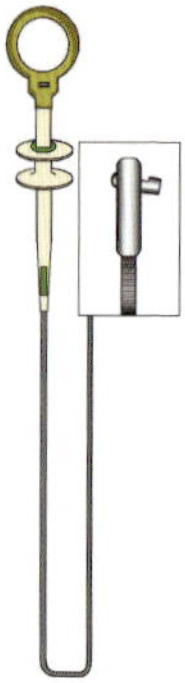

ハサミ鉗子

手順(例)

手順	準備・注意点など
①先端フックに,ループの接続リングをかける. ②チューブシース(外筒)に収め,施行医に渡す. ③目的の組織にループをかけ,スライダーを引き結紮する. ④フックからループをはずし,コイルをチューブシースに収め抜去する.	●留置スネアは,使用する前に必ず点検する. ●ループを切るときは,ハサミ鉗子を使用する.

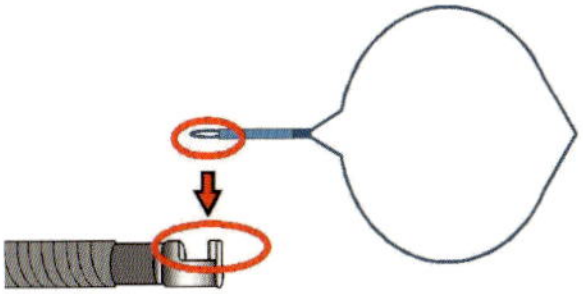

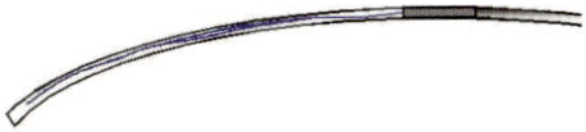

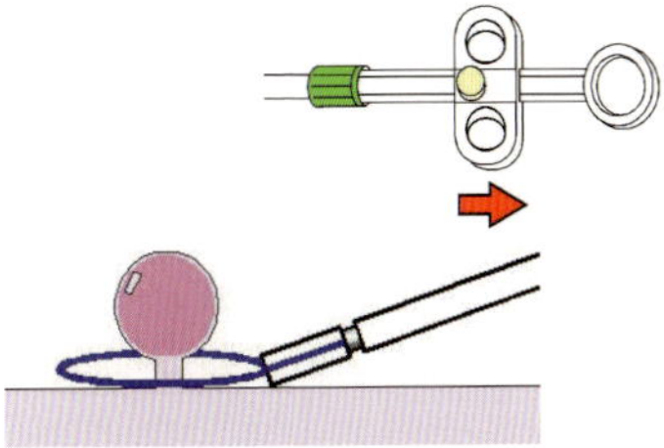

裏技 その2

止血クリップが詰まったとき

クリップで止血処置後，ファイバーの吸引栓がはまり込んで外せないというとき

①吸引接続部に水道水をかけ続ける．
②吸引栓を押さえる．
③ファイバーの先端に吸引チューブをつなげるか近づけるかして，吸引する．

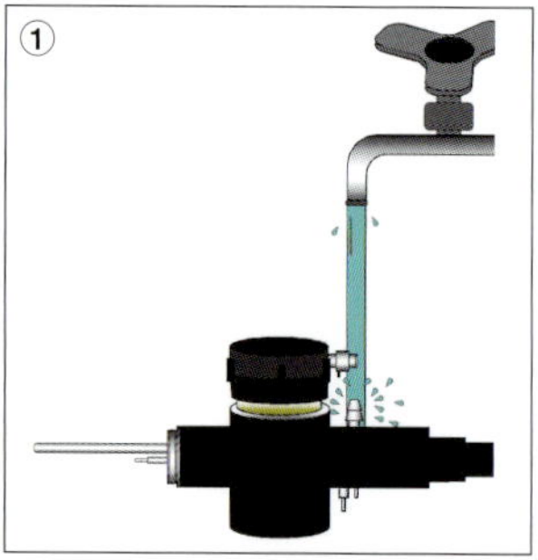

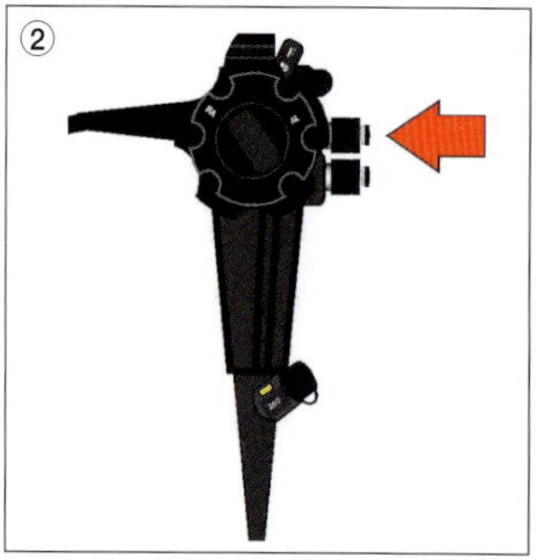

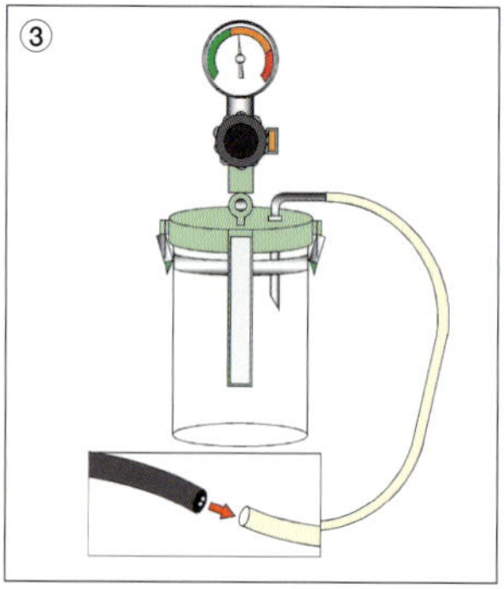

①〜③を同時に行う．
そうすると，クリップが出てくる．漏水テストでファイバーの損傷を確認する．

263-00569

アルゴンプラズマ凝固法（APC）

アルゴンプラズマ凝固法とは

アルゴンプラズマ凝固法（argon plasma coagulation；APC）とは，プローブからアルゴンガス（アルゴンプラズマ）を放出すると同時に，高周波電流を放電することによりアルゴンプラズマビームを発生させ凝固・止血する方法である．アルゴンガスを発生するため，頻回の吸引が必要である．

適応

- びまん性出血の止血
- GAVE（gastric antral vascular ectasia）の治療
- 粘膜切除が不可能な症例
- 粘膜切除後の局所再発　など

禁忌

- 全身状態が不良な患者

看護の実際

⇒“内視鏡的粘膜下層剥離術（ESD）”に準ずる．

APC の前に

① コネクターを接続する．

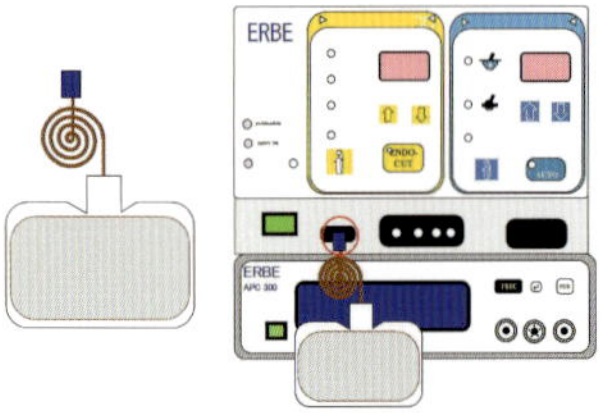

対極板を接続する

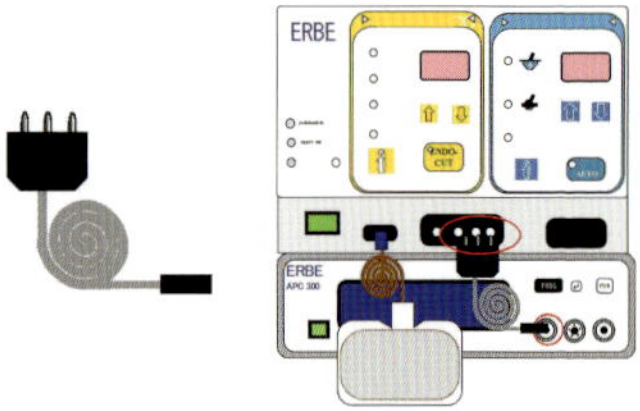

APC 300 と ICC 200 を接続する

263-00569

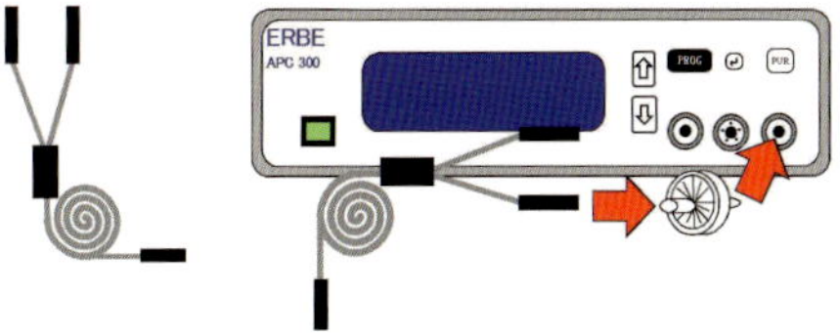

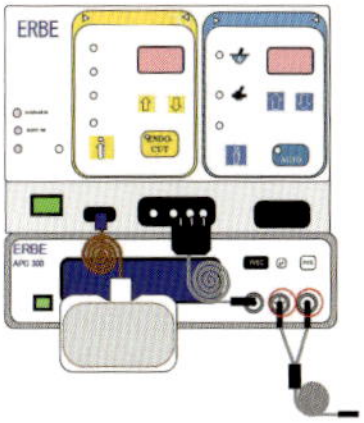

フィルターを介しコネクターを接続する

APCのプローブを接続する

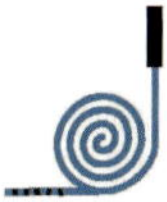

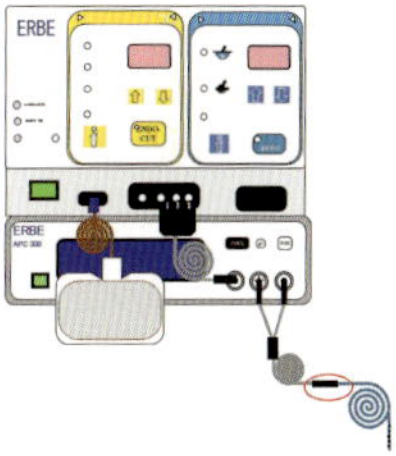

②ICC 200 と APC 300 の電源を入れる．

ICC 200 の表示ウィンドウが点滅する➡いずれかのボタンを押す．

点滅が止まると使用できる状態になる．

③設定を確認する．

ICC 200

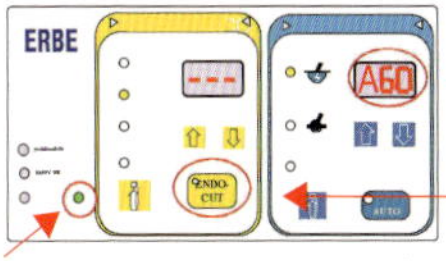

COAG 60　数字の前にAが付いていることを確認

ENDO-CUTモードにしない

対極板が正しく装着されれば，緑のランプがつく（赤のランプのときは装着不良）

APC 300

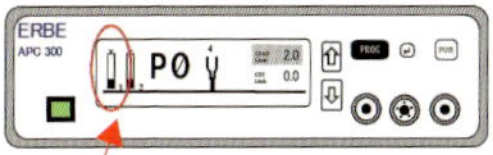

ボンベマーク

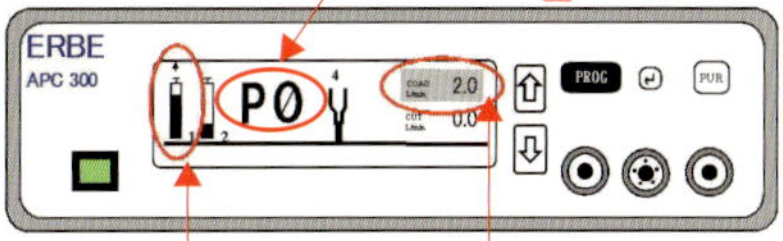

プログラム　0　で使用

ボンベが開放のマークに変わる

COAG　2.0/min で使用

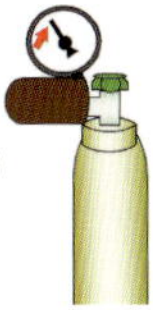

アルゴンガスのボンベを開ける
→圧が上がる

263-00569

④ プローブ内をアルゴンガスで満たす.

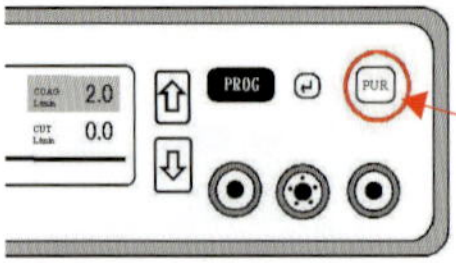

PUR パージボタンを3回押してガスを満たす

⑤ 手袋をして，正しく作動するかテストをしておく.

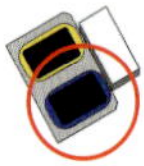

COAG（青のペダル）を踏む

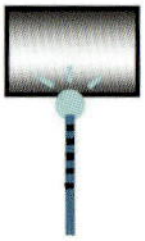

テスターに近づけ，
作動するか確認する

263-00569

必要物品（例）

⇒“上部消化管内視鏡検査”参照

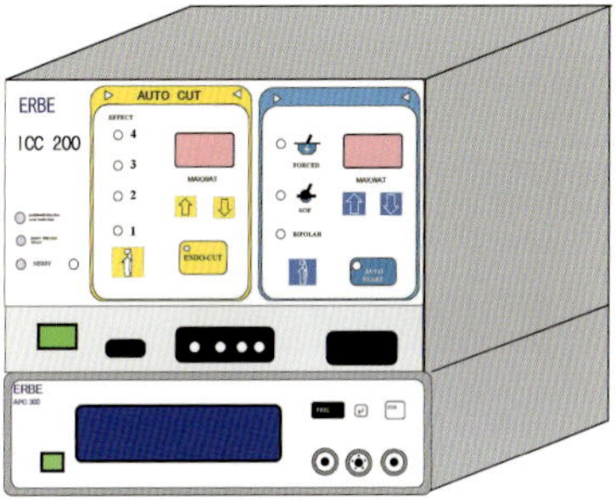

ERBE
ICC 200　APC 300

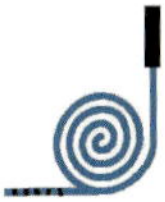

プローブ

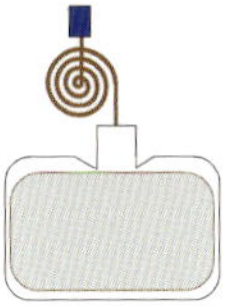

対極板

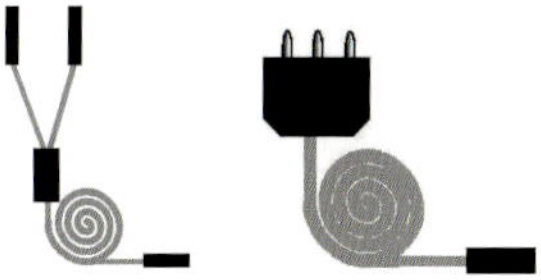

コネクター類

263-00569

必要薬品（例）

前処置

⇒“上部消化管内視鏡検査”参照

散布用液

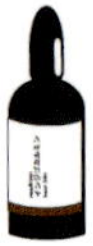

インジゴカルミン

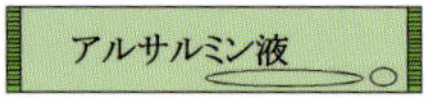

スクラルファート
（アルサルミン液®）

その他—セデーション薬剤

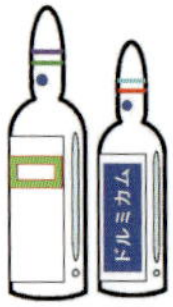

手順（例）

手順	準備・注意点など
前処置～スコープ挿入 ⇒"上部消化管内視鏡検査"に準ずる． 施行医の指示によりセデーションをする．	
色素散布 散布チューブでインジゴカルミンを散布する．	●散布チューブにインジゴカルミンと水を満たす．
APC による治療 ①鉗子口より APC のプローブを挿入する． ②フットスイッチを踏みながら操作し治療する．	
止血確認 ①出血を確認し，必要時はクリップで止血する． ②アルサルミン液®を散布する．	●クリップを鉗子にセットする． ●アルサルミン液®を注射器に吸う．
終了 スコープを抜去して終了する．	

APC の後に

① アルゴンガスの使用量をカルテに記入する.

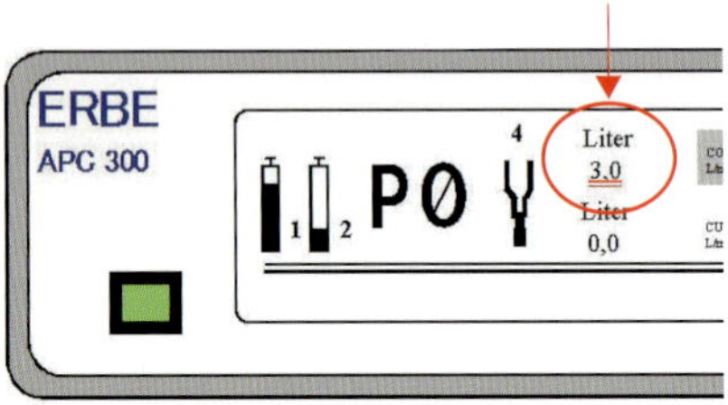

② ガス抜きをする.

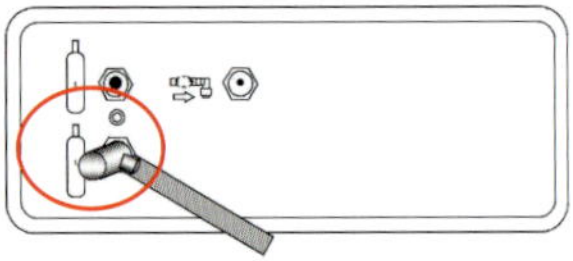

うしろにあるガスボンベにつながっているコネクターをつなぎ換え，ボンベを閉めてからガス抜きをする

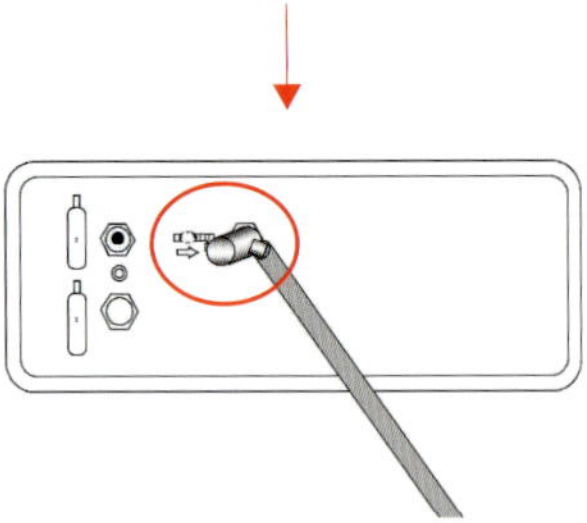

ポリペクトミー

内視鏡的ポリペクトミーとは

内視鏡的ポリペクトミー（endoscopic polypectomy）とは，良性腫瘍を含めた隆起性病変を切除・治療する方法である．

適応

- 隆起表面からの出血が貧血の原因となっているポリープ
- 十二指腸球部への嵌頓により幽門狭窄類似の臨床症状を呈するポリープ
- 組織異型のある，または組織異型の存在を否定できないポリープ
- その存在が精神的ストレスとなり，不定愁訴の原因となっているポリープ
- 悪性組織が粘膜内にとどまり，周辺組織に浸潤・転移していないポリープ

食道の粘膜筋板に達している悪性病変，胃の粘膜筋板を越えている悪性病変ではリンパ節転移の可能性があることから，組織は必ず回収し，病理検査の結果により追加治療を考慮する．

禁忌

- 出血傾向の患者

偶発症

- 出血
- 穿孔　など

看護の実際

⇒“下部消化管内視鏡検査”に準ずる．

検査前

- 出血傾向の有無，抗血小板薬や抗凝固薬服用の有無を確認し，服用

している場合には必要とされている休薬期間をおく.

- 対極板は十分に皮膚と密着させて接触抵抗を少なくし，またほかの身体の一部が大地と接する金属に触れないように注意する.
- 出血した場合に備え，クリップなどの止血道具一式を準備しておく.

検査中

- バイタルサイン，全身状態の観察を行う.
- 通電時には，疼痛の訴えがないかどうか観察する.

検査後

- 検査後に出血，穿孔することもあるので，バイタルサインと腹部症状の観察を行う.
- 飲食の制限や安静度について説明する.

高周波装置の準備(例)──ホットバイオプシーの場合

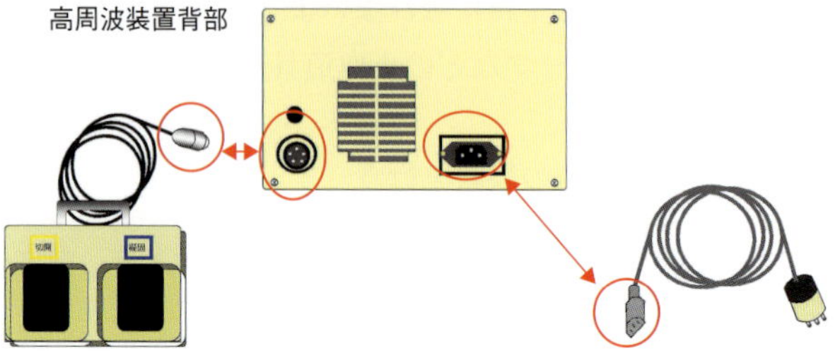

フットスイッチを本体に接続し，施行医の足元へ置く　電源コードを接続し，コンセントを差し込む

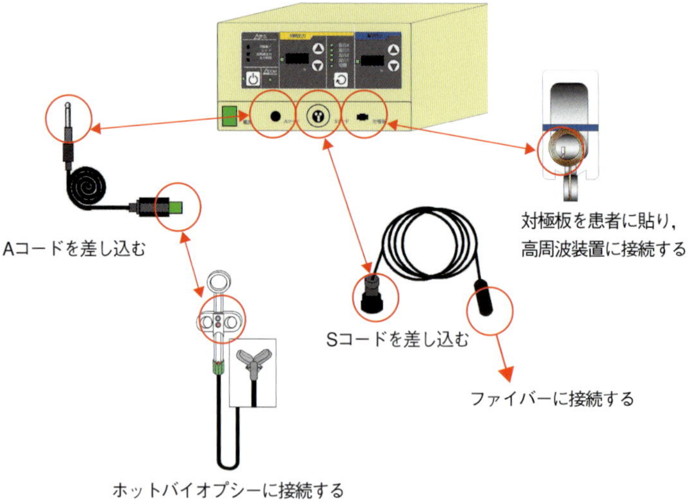

263-00569

ポリープ未回収マニュアルの作成

切除組織の病理結果により追加治療を考慮する場合には，組織の回収が必須となる．ポリープが回収できなかった場合を想定し，ポリープ未回収マニュアルを作成しておく．

ポリープ未回収マニュアル（例）

1．施行医

- ポリープ回収ができなかった場合，回収できなかったことを主治医と検査担当看護師に伝える．
- ポリープ回収の指示を出し，回収後の病理検査依頼伝票に記載する．
- 患者に説明し，ポリープ回収のためのポータブルトイレ使用の協力を依頼する．

2．検査看護師

- 医師の指示の内容を看護記録に記載し，病理検査依頼伝票とともに病棟看護師に申し送る．

3．病棟看護師

- 回収できなかったケースは管理者に報告する．
- 手順に沿ってポリープ回収を行う．

手順

①帰室後，患者にはポータブルトイレ使用と使用後の看護師への連絡を依頼する．
②ポータブルトイレの設置を行う．
③排便があれば水で薄め，回収ザルにガーゼを敷き，便をこす．
④ポリープが見つかった場合は主治医または当直医，あるいは検査医が確認する．
⑤ポリープかどうか見分けがつきにくい場合は主治医または当直医，あるいは検査医とともに確認する．
⑥基本は回収できるまで繰り返すことである（医師の指示にて中止）．

4．回収時確認を依頼された医師

- 看護師とともに確認作業を行う．

必要物品（例）

⇒“下部消化管内視鏡検査”参照

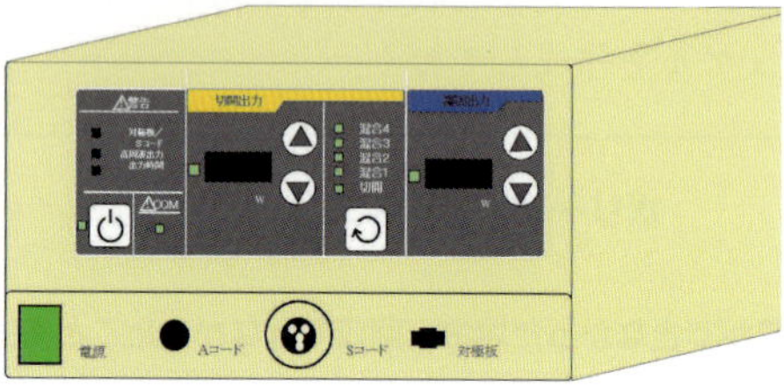

本体

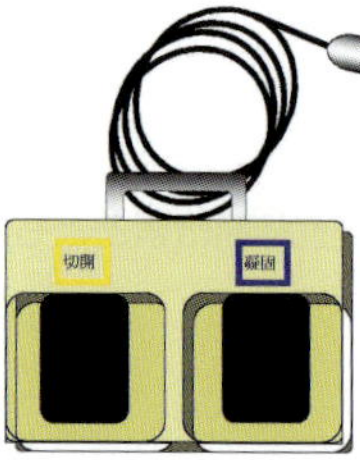

フットスイッチ

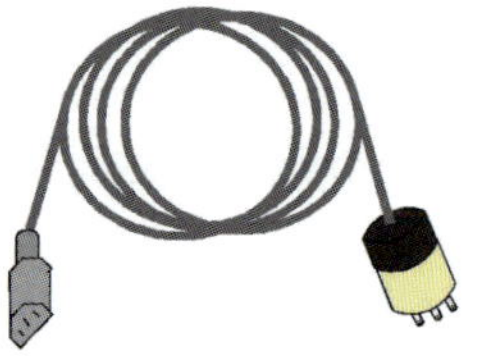

電源コード

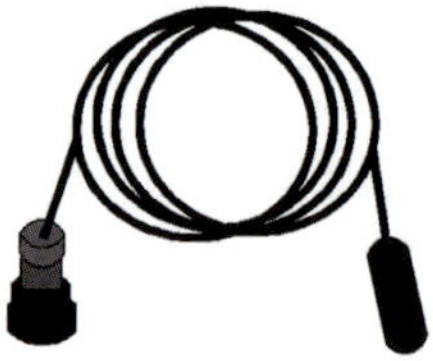

S コード

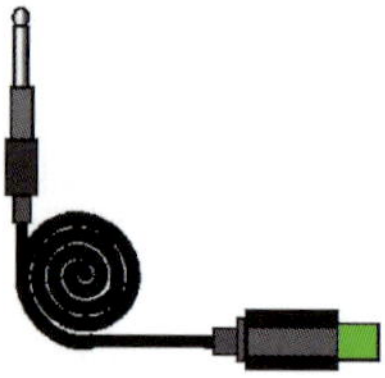

A コード

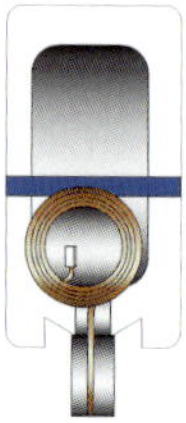

対極板

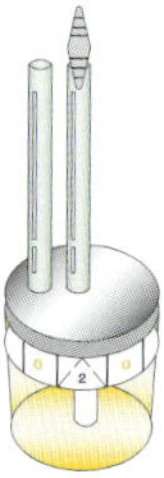

トラップ

263-00569

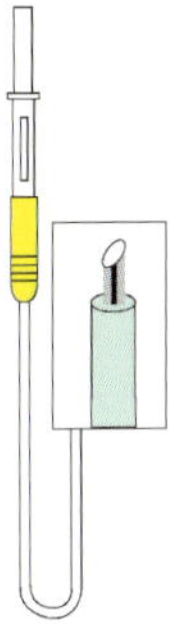

局注針

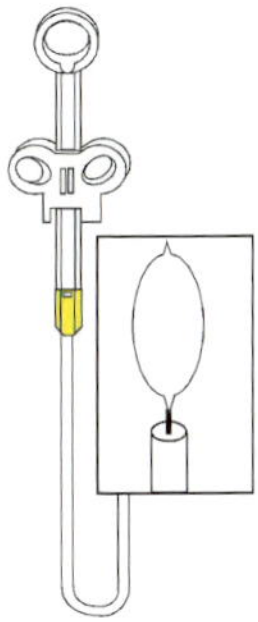

高周波スネア

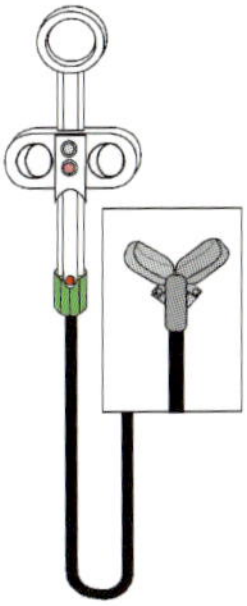

ホットバイオプシー

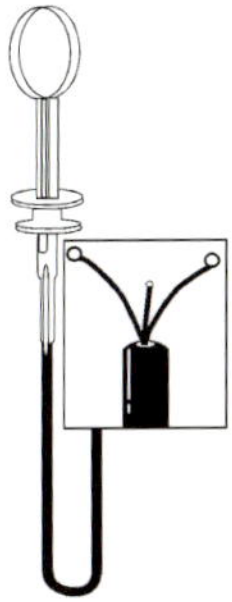

三脚

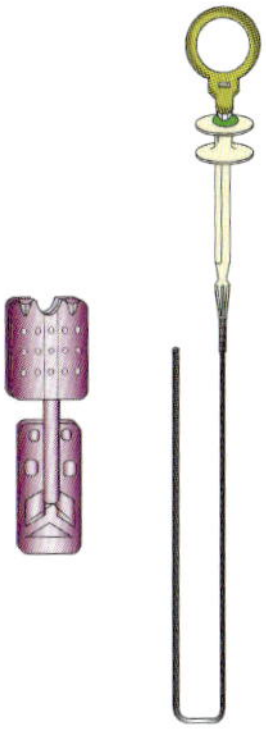

クリップ

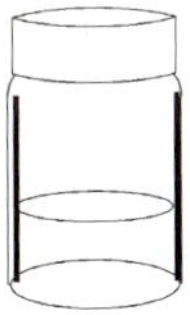

10%ホルマリン容器

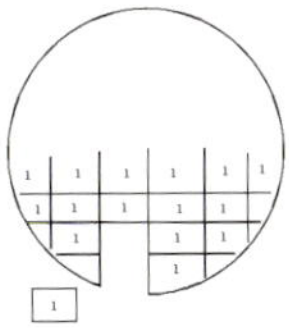

ろ紙

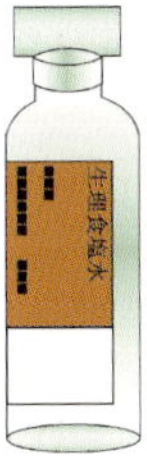

生理食塩水

手順（例）

手順	準備・注意点など
スコープ挿入 ⇒“下部消化管内視鏡検査”に準ずる.	
局注 ①局注針の先端が粘膜に当たらない安全な場所で針を出し，生理食塩水をフラッシュする. 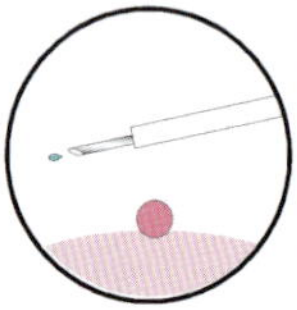 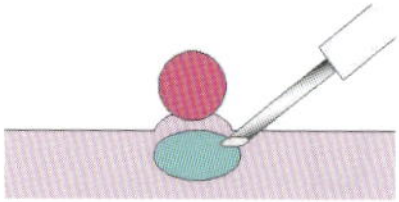 ②局注針で粘膜下層に局注液を注入する.	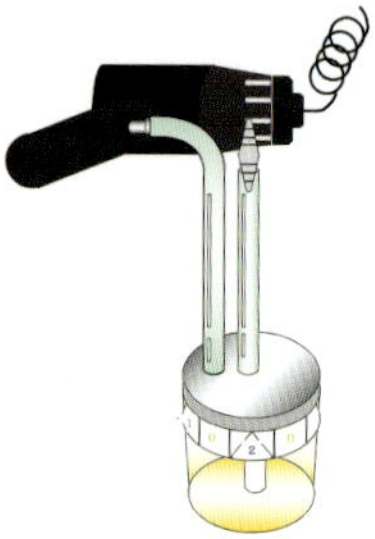 ①トラップを付けておく. ※スコープを通る大きさのものでは，吸引してポリープを見失うことがないよう，先にトラップを付けておく.
スネアリング 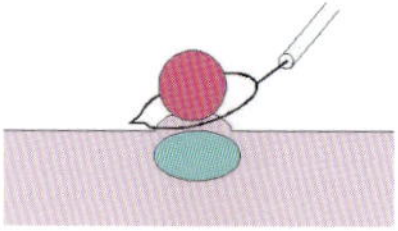 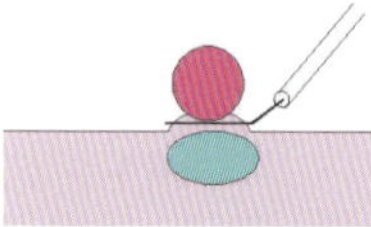 把持するとき手に力が入りすぎると，生切れを生じる. ①ポリープに高周波スネアをかけ，ゆっくり絞る. ※周囲の組織を巻き込んでいないか確認する. 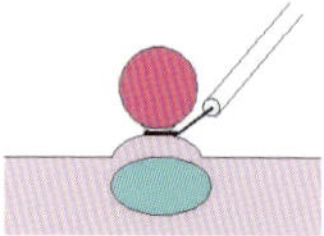 ②通電してゆっくりスネアを締め，焼き切る.	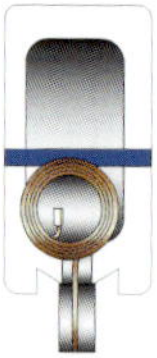 ②対極板を確認する. ③スタンバイを押す. 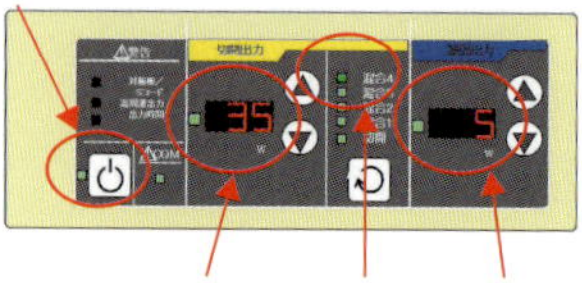 ④高周波装置の電源を入れる—異常がないか確認する. ※スネアを繰り返し使用する場合には，通電が悪くなるのでスネアに付着した組織を十分取り除く.

手順	準備・注意点など
※ホットバイオプシー 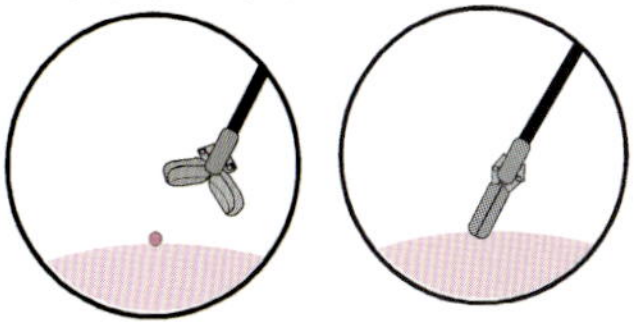 ①組織をホットバイオプシーにて摘む. ②通電して焼き切る. ③ろ紙に組織をつけ，ホルマリン容器に入れる.	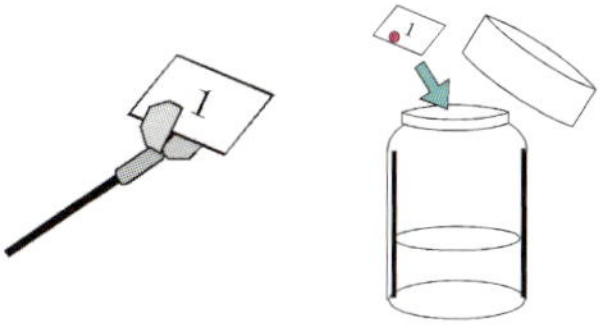
止血確認 出血を確認し必要時はクリップにて止血する.	⇒“緊急内視鏡検査（クリップ止血法）”参照
ポリープ回収 ①スコープを通る大きさのものは吸引し，トラップで回収する. 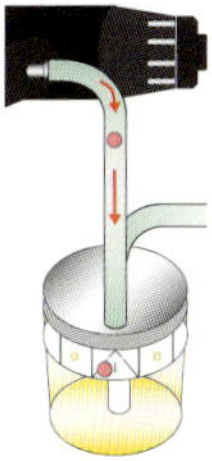 ②三脚で把持し，スコープとともに抜去し回収する. 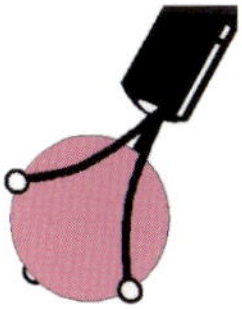 ※回収できなかった場合，“ポリープ未回収マニュアル”参照.	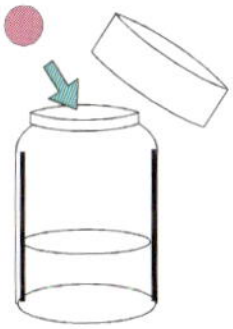 検体はホルマリン容器に入れる. ※1 検体 1 容器に入れる.
終了 スコープを抜去して終了する.	

バイポーラスネア

バイポーラスネアは，穿孔・熱傷の危険性が少なく，また電流が体内を流れることがなく安全性が高いため，ペースメーカー埋め込みの患者にも使用できる．

必要物品（例）

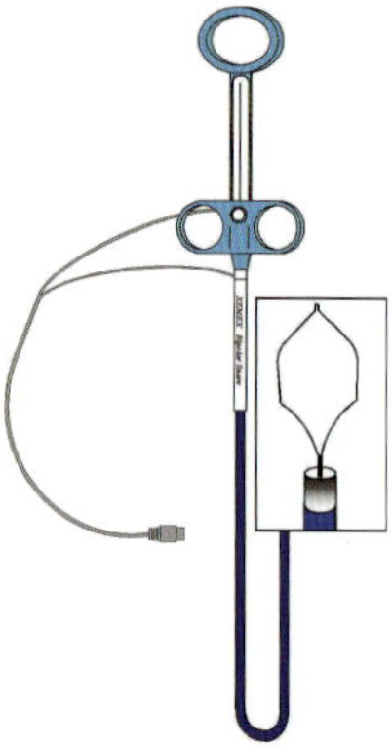

バイポーラスネア

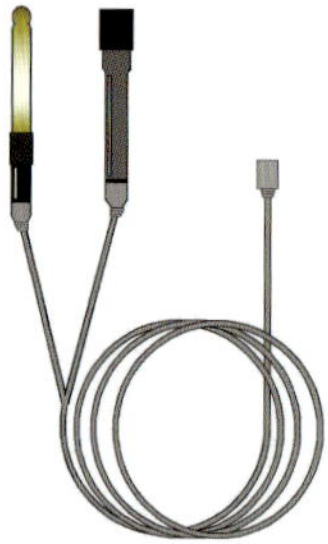

接続コード

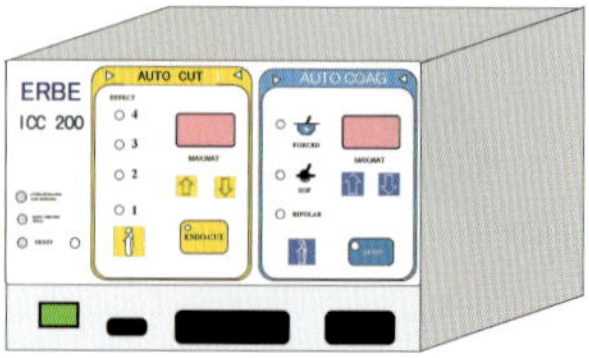

ERBE

手順（例）

手順	準備・注意点など

手順

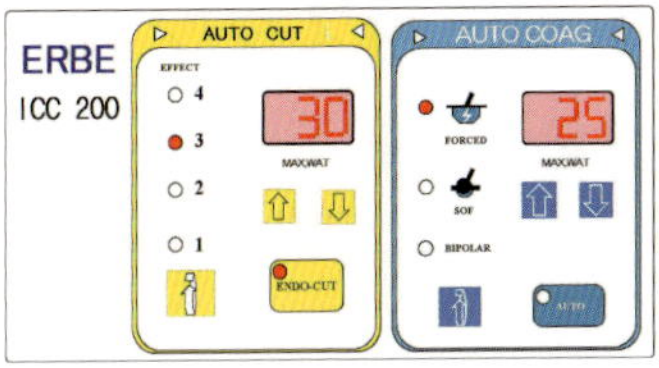

①設定を合わせる．

ENDO-CUT　　FORCED

CUT	COAG
25〜30	25〜30

に設定する

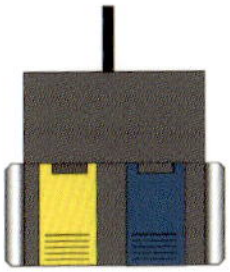

②フットスイッチ COAG（青色）を 2〜3 秒
フットスイッチ CUT（黄色）を 2〜3 秒
を繰り返し，スネアを少しずつ絞める．

準備・注意点など

①バイポーラスネアを接続する．

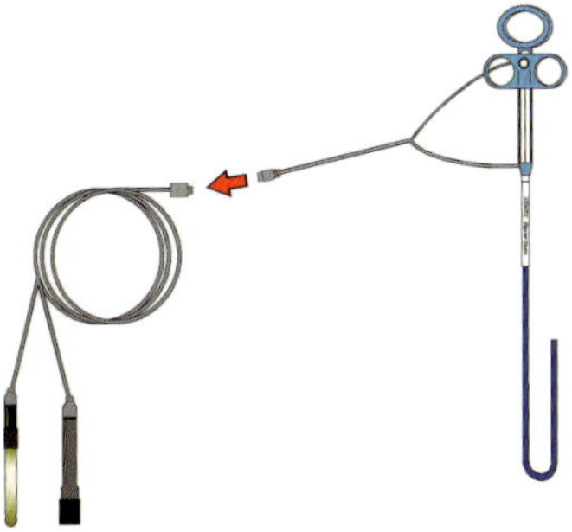

②バイポーラスネアと接続コードをセットする．

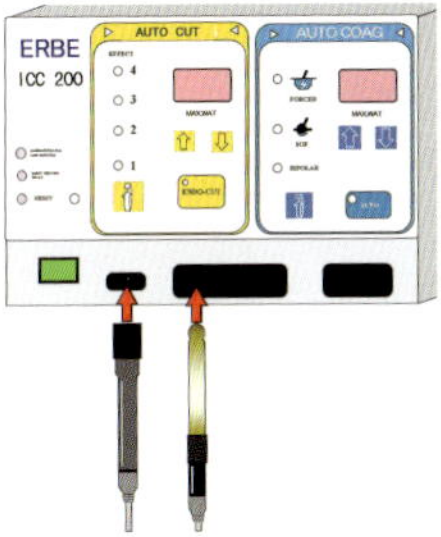

③接続コードを ERBE の本体に接続する．

④フットスイッチを施行医の足元に準備する．

裏技 その3

100 円グッズで作る処置具用スタンド

移動可能な処置具スタンドです
必要な処置具をすばやく取り出すことができ，不潔になりにくい

用意するもの

- 点滴スタンド
  （動きが悪い，高さ調節ができないなど，使わなくなったものでいい）
- 100 円ショップでも売っているハンガー

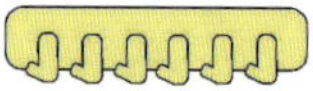

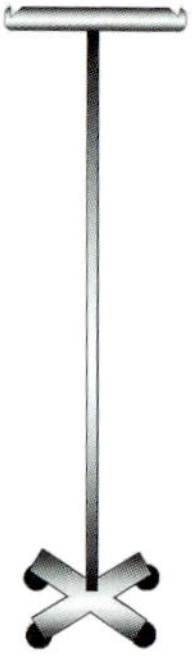

- 処置用ワゴンなどに付いているバケツホルダー
  （余っているものがなければ，100 円ショップのカゴでいい）
- ゴミ袋
- ゴミ袋をとめるクリップ

作り方

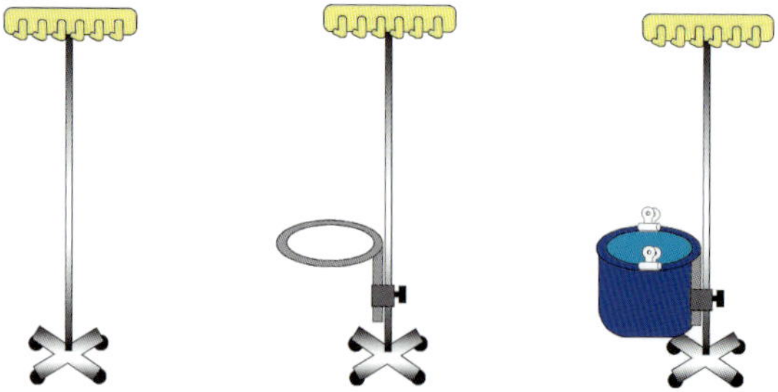

①点滴棒にハンガーを取り付ける　②バケツホルダーを取り付ける（またはカゴを取り付ける）　③ゴミ袋を付け，クリップでとめる

※紐付きの洗濯バサミを 2～3 個かけておくと，散布チューブなど引っ掛けるところがない処置具もぶら下げることができます．

263-00569

内視鏡的粘膜切除術（ESD，EMR，EAM）

内視鏡的粘膜切除術とは

内視鏡的粘膜切除術（endoscopic mucosal resection；EMR）とは，粘膜病変を切除するために，粘膜下層に高張食塩水など液体を注入し，人工的な隆起を形成させ，安全に切除する方法である．

適応

- 早期癌でリンパ節転移のない粘膜内癌
- 直径 2 cm 以下の隆起型の病変
- 直径 1 cm 以下の潰瘍形成のない陥凹病変
- 高分化型腺癌

禁忌

- 全身状態が不良な場合
- 著明な出血傾向がみられる場合
- 粘膜下層より深部に深く浸潤する癌
- 未分化型の癌

最近では ESD が普及しつつあるため
分化型 M 癌 UL（−） 大きさ制限なし
M 癌 UL（+） 3 cm まで
深達度 SM1 で UL（−），ly（−），V（−）なら
3 cm まで
低分化型癌 M 癌 UL（−）かつ 2 cm まで
を適応とすることもある．

内視鏡的粘膜切除術の種類

ストリップバイオプシー法（strip biopsy）：病変部を人工的に隆起させ，根元にスネアをかけ，高周波電流で切除する方法である．

内視鏡的粘膜下層剥離術（endoscopic submucosal dissection；ESD）：病変の周囲の粘膜を切開した後，粘膜下層を IT ナイフ，フックナイフ，フレックスナイフなどを使って剥離し，病変を切除する方法である．大きさにかかわらず病変を一括切除できる．

内視鏡的吸引粘膜切除術（endoscopic aspiration mucosectomy；EAM）：スコープの先端にフードを装着し，病変部を吸引してスネアをかける方法である．

偶発症

- 出血
- 穿孔

看護の実際

⇒“上部消化管内視鏡検査”に準ずる．

検査前

- 患者の身体に金属類（指輪，時計，ネックレスなど）が装着されていないかどうか確認する．
- ペースメーカーを使用していないかどうか確認する．
- 高周波電流を使用するので対極板を貼る．
- 鎮静薬を使用するのでバイタルサイン，酸素飽和度を観察する．

検査中

- 呼吸状態，バイタルサイン，自覚症状を観察する．
- 高周波電流使用時は，切開・凝固出力の設定値を確認する．

検査後

- 呼吸状態，バイタルサイン，自覚症状を確認する．
- 病棟看護師へ治療内容・経過を申し送る．

組織処理

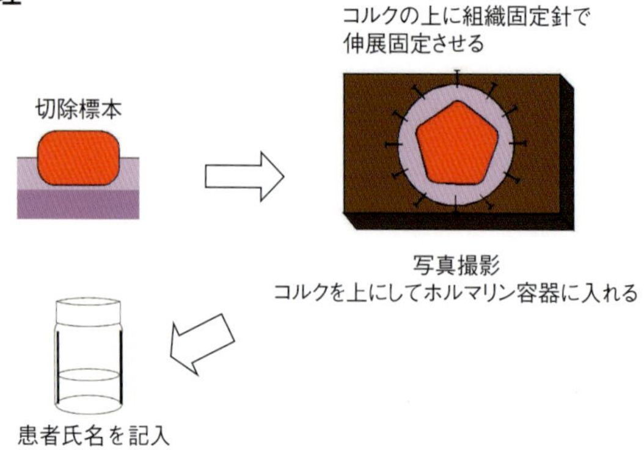
コルクの上に組織固定針で
伸展固定させる
切除標本
写真撮影
コルクを上にしてホルマリン容器に入れる
患者氏名を記入

263-00569

内視鏡的粘膜下層剥離術（ESD）

必要物品（例）

⇒“上部消化管内視鏡検査”参照

- 上部用電子スコープ
  （必要時 2 チャンネルスコープ）
- ERBE
  （対極板，アダプター，A コード）
- ヒータープローブ装置

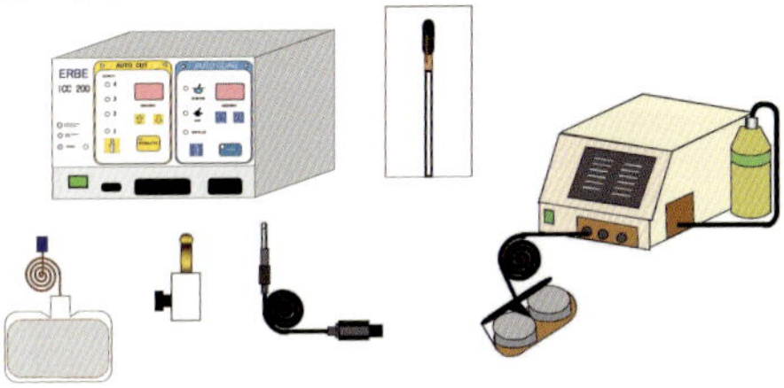

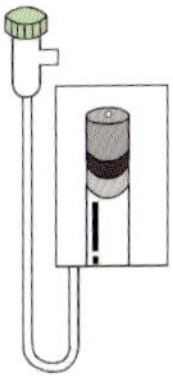

散布チューブ

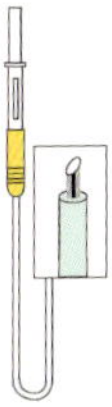

局注針

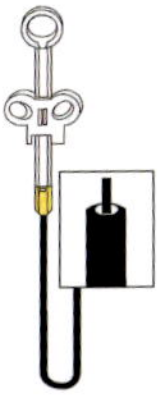

針状メス

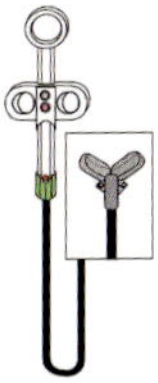

ホットバイオプシー

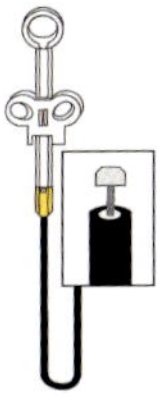

IT ナイフ

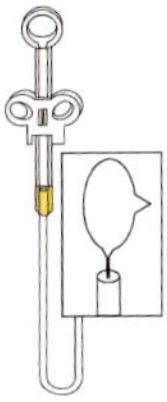

胃用スネア

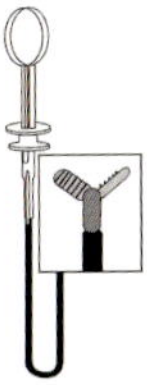

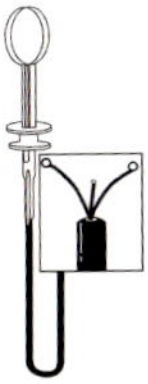

把持鉗子　または　三脚

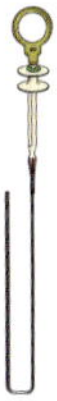

クリップ

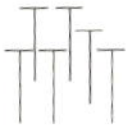

組織固定針

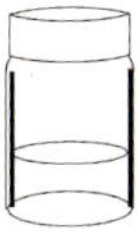

ホルマリン容器

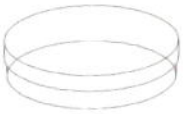

シャーレ

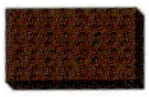

コルク

必要薬品（例）

前処置

⇒“上部消化管内視鏡検査”参照

局注液

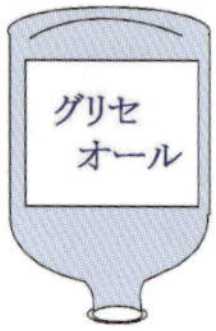

グリセリン 200 ml
（グリセオール®）

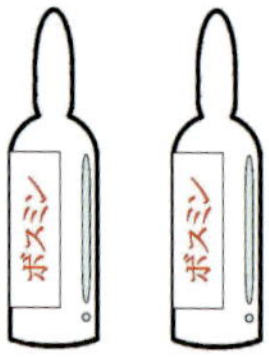

エピネフリン 2 A
（ボスミン®）

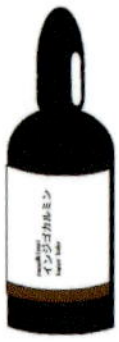

インジゴカルミン少量

散布用液

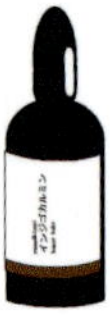

インジゴカルミン

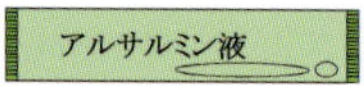

スクラルファート
（アルサルミン液®）

その他―セデーション薬剤

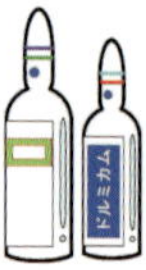

263-00569

手順（例）

手順	準備・注意点など
前処置〜スコープ挿入 ⇒"上部消化管内視鏡検査"に準ずる. ● 施行医の指示によりセデーションをする.	
色素散布 散布チューブでインジゴカルミンを散布する.	● 散布チューブにインジゴカルミンと水を満たす.
マーキング 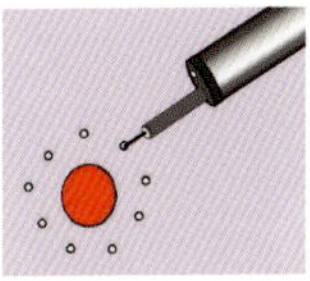 針状メスで病変の境界約 5 mm 外側の非腫瘍粘膜をマーキングする.	設定 凝固 30 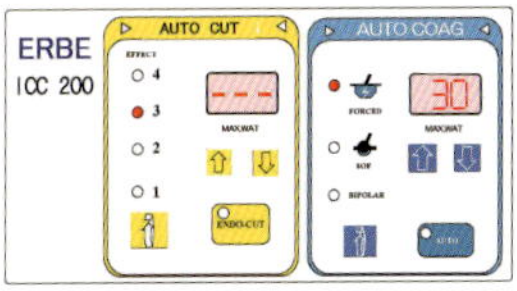 針状メスに ERBE の A コードをセットする.
局注 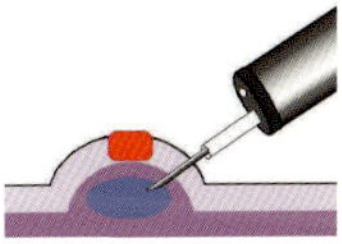 局注針で粘膜下層に局注液を注入する.	● 局注針を薬液で満たす.
プレカット 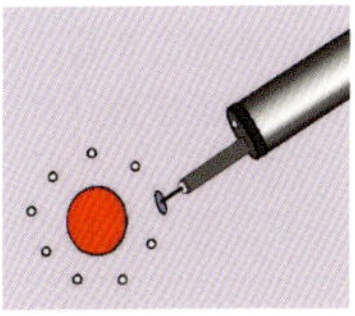 針状メスにて粘膜をプレカットする.	設定 ENDO-CUT 切開 80 eff：3 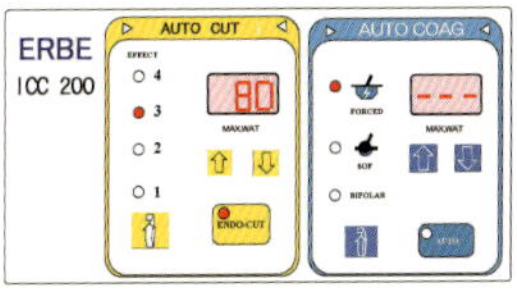

手順	準備・注意点など
切開 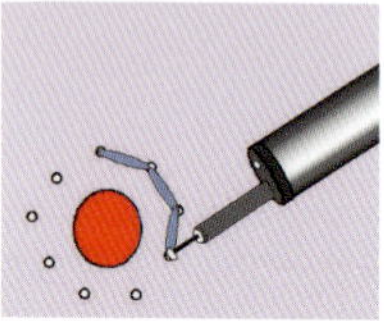 IT ナイフで病変部周囲を切開する．	設定 ENDO- CUT 切開 80 eff：3 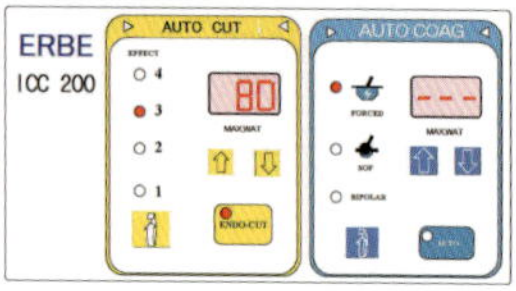 IT ナイフに ERBE の A コードをセットし，必要時 ERBE 設定を変更する．
全層剥離 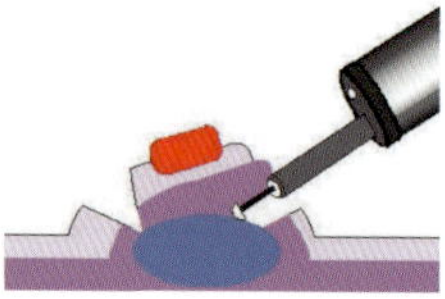 粘膜下層を IT ナイフなどで全層剥離する．	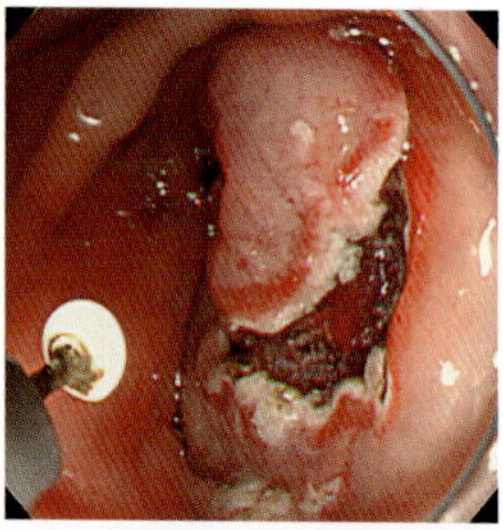
組織回収 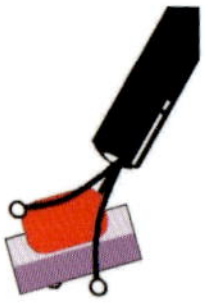 把持鉗子や三脚で組織を回収する．	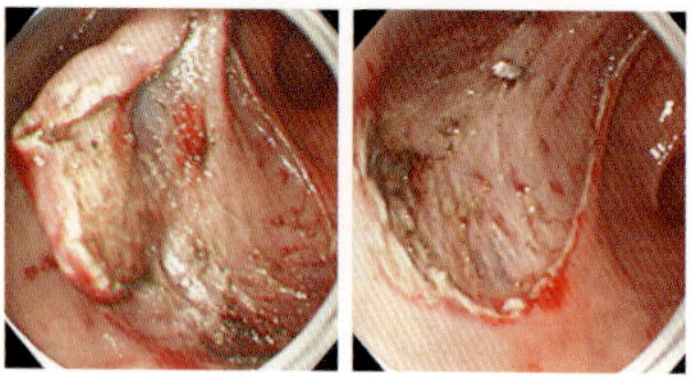
止血確認 ①出血を確認し，必要時にはクリップにて止血する． ②アルサルミン液®を散布する．	●シャーレに入れ，生理食塩水に漬けておく． ●標本作製の準備をする． ⇒“緊急内視鏡検査（クリップ止血法）”参照 ●アルサルミン液®を注射器に吸う．
終了 スコープを抜去して終了する．	

263-00569

内視鏡的吸引粘膜切除術（EAM）

必要物品（例）

⇒“上部消化管内視鏡検査”参照

- 上部用電子スコープ
  （必要時 2 チャンネルスコープ）
- ERBE
  （対極板，アダプター，A コード）
- ヒータープローブ装置

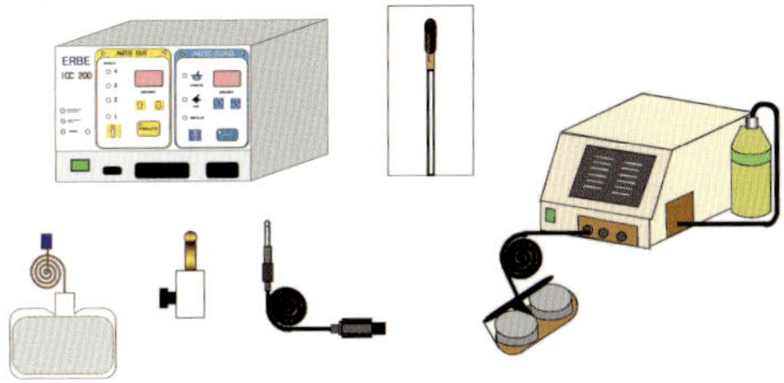

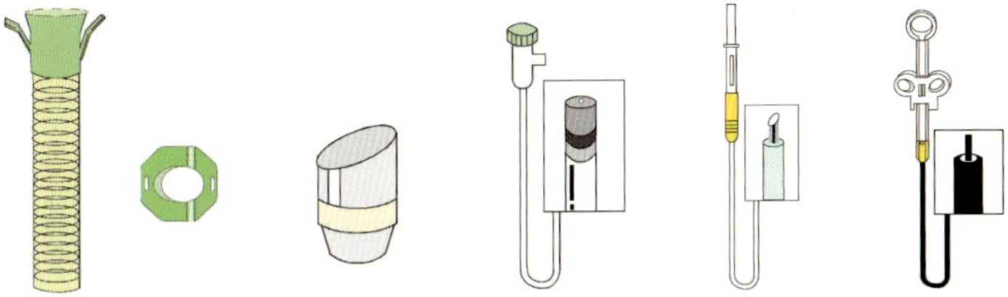

オーバーチューブ　　フード　　散布チューブ　　局注針　　針状メス

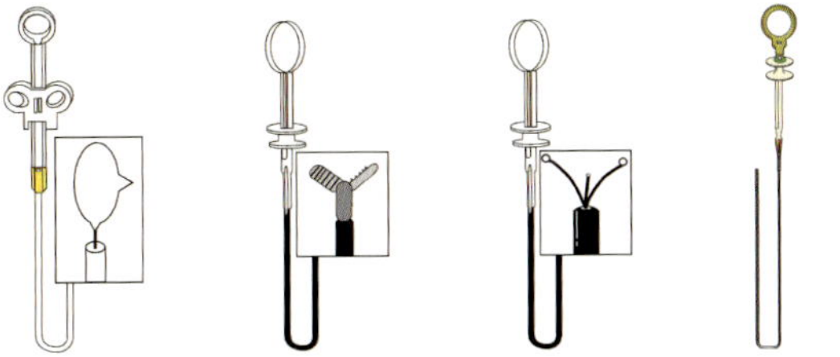

胃用スネア　　把持鉗子　または　三脚　　クリップ

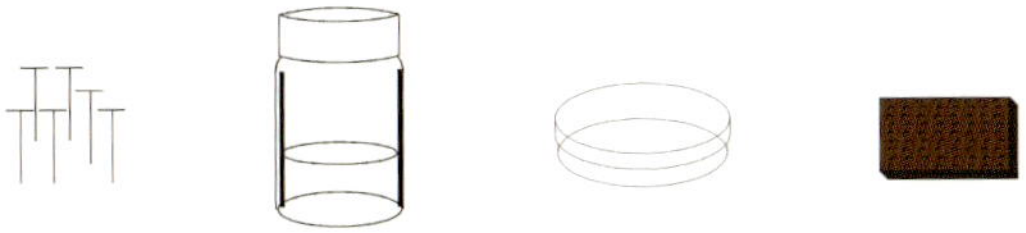

組織固定針　ホルマリン容器　シャーレ　コルク

必要薬品（例）

前処置

⇒“上部消化管内視鏡検査”参照

局注液

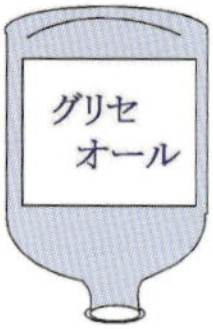

グリセリン 200 ml
（グリセオール®）

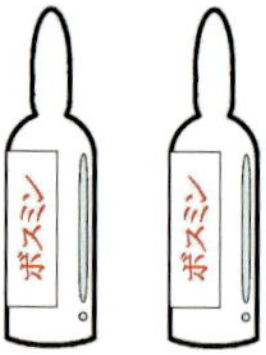

エピネフリン 2 A
（ボスミン®）

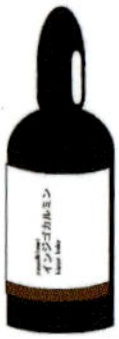

インジゴカルミン少量

散布用液

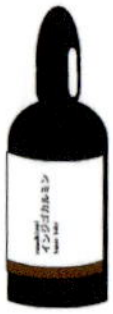

インジゴカルミン

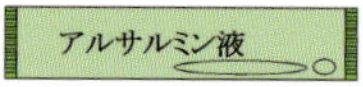

スクラルファート
（アルサルミン液®）

その他―セデーション薬剤

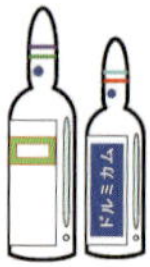

手順（例）

手順	準備・注意点など
前処置〜スコープ挿入 ⇒“上部消化管内視鏡検査” に準ずる. ●施行医の指示によりセデーションをする.	(必要時)スコープにオーバーチューブとフードを装着する. 
色素散布 散布チューブでインジゴカルミンを散布する.	●散布チューブにインジゴカルミンと水を満たす.
マーキング 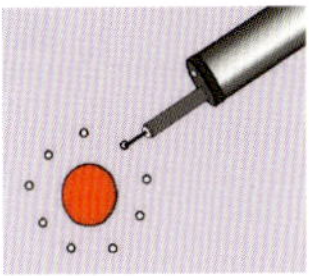 針状メスで病変の境界約 5 mm 外側の非腫瘍粘膜をマーキングする.	●針状メスに電気メスの A コードをセットする. 設定 切開 0 凝固 30 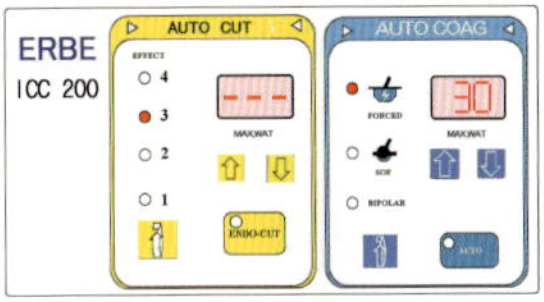
局注 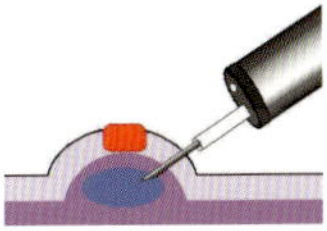 ①局注針を，病巣の手前 2〜3 mm の粘膜下層に穿刺する. ②局注液を注入し，人工的な隆起をつくる.	●局注針を指示の薬液で満たす.

263-00569

<table>
<tr><th>手順</th><th>準備・注意点など</th></tr>
<tr><td>

病変部切除

①スネアを挿入する．

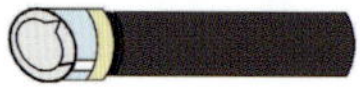

②フード内にプレルーピングする．

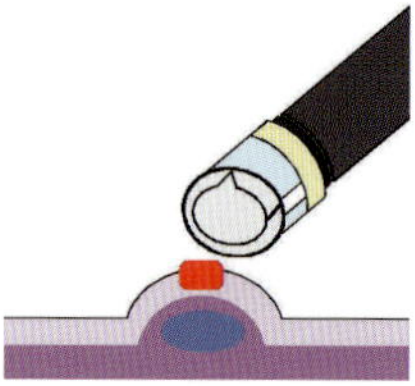

③病変部を吸引する．

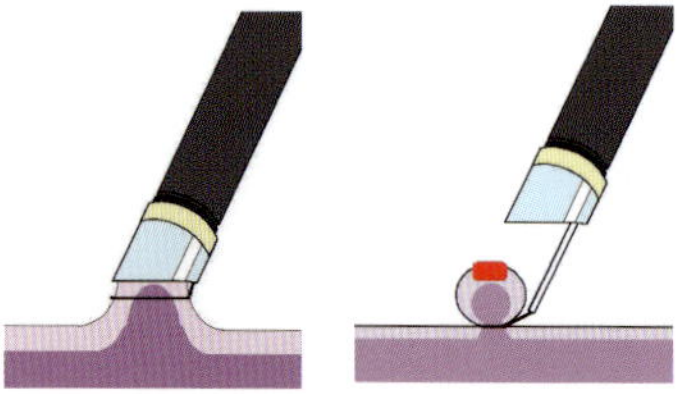

④スネアで絞扼し，通電して切除する．

</td><td>

●スネアに電気メスの A コードを付ける．

設定
ENDO-CUT
切開 100〜120
凝固 60
eff：3

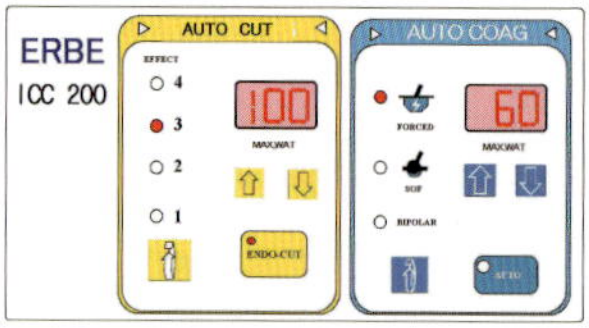

</td></tr>
<tr><td>

組織回収

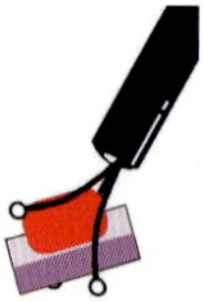

把持鉗子あるいは三脚で組織を回収する．

</td><td>

●シャーレに入れ，生理食塩水に漬けておく．

●標本作製の準備をする．

</td></tr>
</table>

手順	準備・注意点など
止血確認 ①出血を確認し，必要時はクリップにて止血する． ②アルサルミン液®を散布する．	●クリップを鉗子にセットする． （⇒“緊急内視鏡検査（クリップ止血法）”参照） ●アルサルミン液®を注射器に吸う．
終了 スコープを抜去して終了する．	

セデーション，麻酔補助薬

内視鏡的治療の飛躍的な進歩とともに，セデーション（sedation）が必要とされる場面も増えてきている．一方で，偶発症による死亡例も報告されており，被検者の年齢，体格，飲酒歴，基礎疾患などに配慮した注意深い投薬が必要である．とはいうものの，セデーションが効きにくい症例や脱抑制のひどい症例では自然と投与量が増加してしまう．

当院では，こういった症例には通常使用しているドルミカム®（ミダゾラム）に加え，補助薬としてスタドール®（酒石酸ブトルファノール）を使用するなどの工夫を行っている．添付文書には，導入時 0.04 mg/kg を静脈内に投与，その後 0.02 mg/kg を追加で反復投与するとあるが，当院ではドルミカム® 10 mg（2 ml）＋スタドール® 1 mg（1 ml）＋生理食塩水 7 ml＝全部で 10 ml とし，ドルミカム® 1 mg に対してスタドール® が 0.1 mg 投与されるようにしている．ほんの少ししか入っていないようだが，実際，脱抑制で手技が困難であった症例でも，これによって比較的穏やかに検査や治療を受けてもらっている．

263-00569

食道内視鏡的粘膜切除術

食道内視鏡的粘膜切除術とは

食道内視鏡的粘膜切除術とは，癌の浸潤が粘膜固有層にとどまっている病変に対して，粘膜を切除する根治的治療法である．

適応

- 深達度 m2 以浅
- 周在性半周以下

禁忌

- 深部浸潤のある症例
- 全身状態の悪い症例

食道内視鏡的粘膜切除術の種類

- EEMR-tube 法（endoscopic esophageal mucosal resection tube）
- EMRC 法（endoscopic mucosal resection using a cap-fitted pan-endoscope）
- ストリップバイオプシー法
- ESD

偶発症

- 食道穿孔
- 食道狭窄
- 皮下気腫，縦隔気腫
- 縦隔炎
- 発熱，嚥下時痛，静脈瘤出血，粘膜下血腫

看護の実際

⇒“内視鏡的粘膜切除術（ESD，EMR，EAM）”に準ずる．

263-00569

EEMR-tube 法

必要物品（例）

⇒“上部消化管内視鏡検査”に準ずる．

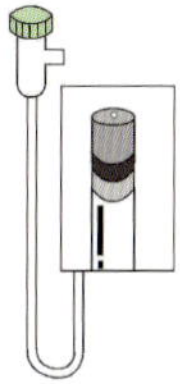
散布チューブ

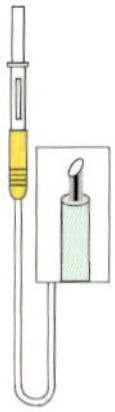
局注針

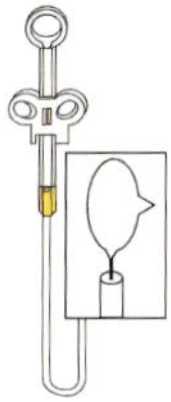
胃用細径スネア

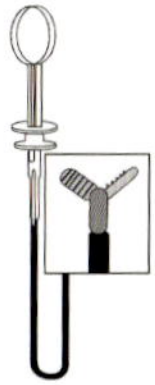
ワニ口鉗子

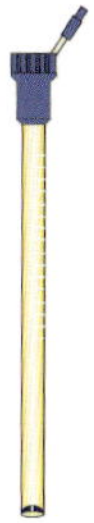
EEMR チューブ

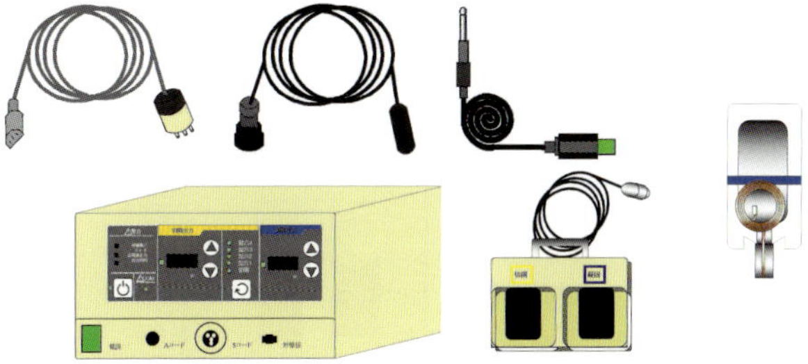
高周波装置

必要薬品（例）

前処置・セデーション

⇒“上部消化管内視鏡検査”に準ずる．

その他

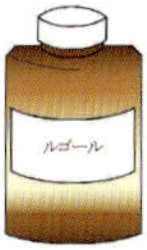

3%ルゴール液

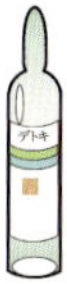

チオ硫酸ナトリウム
（デトキソール®）

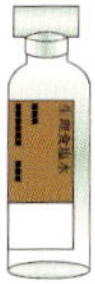
生理食塩水 20 ml

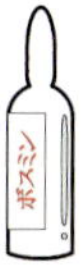

エピネフリン
（ボスミン®）

手順（例）

手順	準備・注意点など
前処置〜スコープ挿入 ①“上部消化管内視鏡検査”に準ずる前処置を施行する． ②胃・食道を観察する．	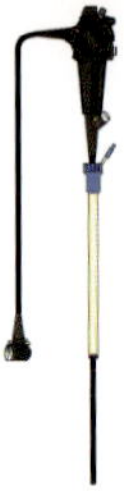 EEMR チューブをセットする
ヨード染色 ①常水で食道内腔を洗浄する． ②食道の病変部に散布チューブで 3%ルゴール液を散布し，病巣の範囲を明確にする．	●散布チューブに 3%ルゴール液を満たす．
局注 ①局注針の内腔を注入液で満たし，フラッシュする． 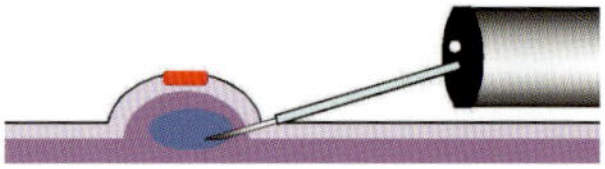 ②局注針を病巣の口側 3〜4 mm で穿刺し，病巣全体が膨隆するまで粘膜下層に注入液を入れる．	**注入液の準備** 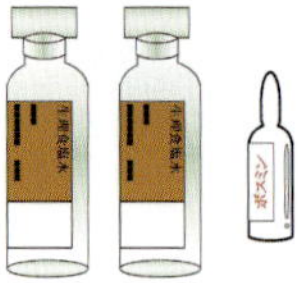 ●生理食塩水 40 ml とボスミン® 1 A を吸い，10 ml のシリンジに分ける．
EEMR チューブ挿入 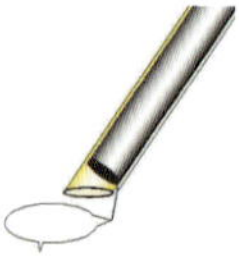 ①チューブ先端より胃スネアを挿入する．	

263-00569

手順	準備・注意点など
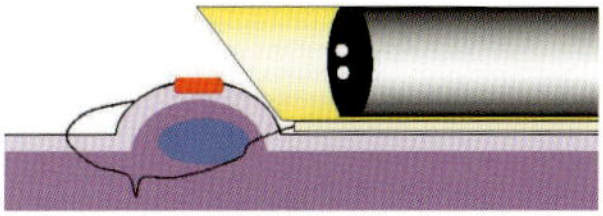 ②チューブ先端を切除部へ 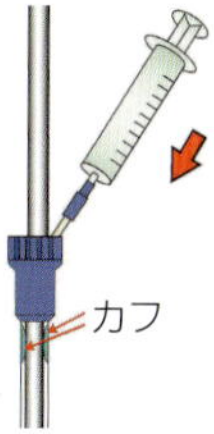 ③カフに 10 ml 入れる. 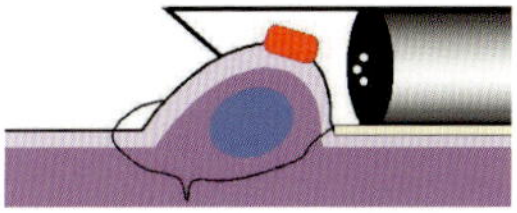 ④スコープで吸引し，病変部をチューブ内へ入れる.	
スネアリング 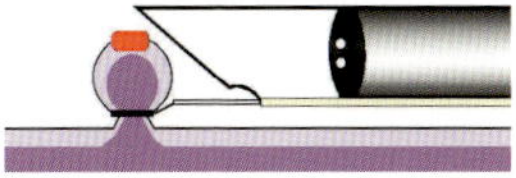 ①スネアをかける. ②カフを抜く. ③高周波装置で焼き切りながらスネアを絞る.	
止血確認 出血の有無を確認し，必要時，処置をする.	

手順	準備・注意点など
組織回収 ①ワニ口鉗子で組織を取り出す. ②回収された組織はシャーレにとり生理食塩水に漬ける. ③ 標本作製 ⇒“内視鏡的粘膜切除術(ESD, EMR, EAM)”の「組織処理」参照	
終了 ①確認のため 3%ルゴール液を散布する. ②デトキソール®を散布する. ③スコープを抜去して終了する.	

EMRC 法

必要物品（例）

⇒“上部消化管内視鏡検査”に準ずる．

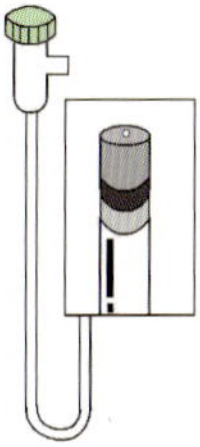
散布チューブ

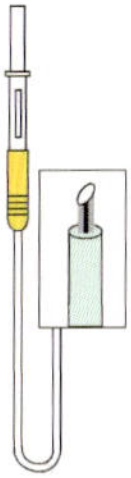
局注針

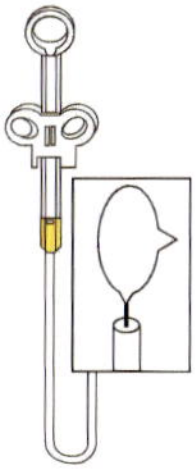
胃用細径スネア

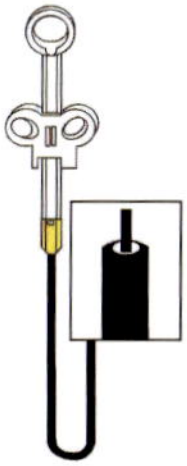
針状メスなど

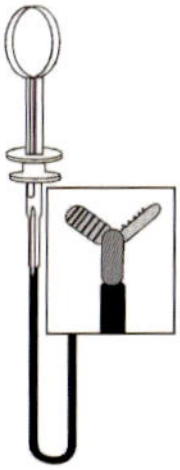
ワニ口鉗子

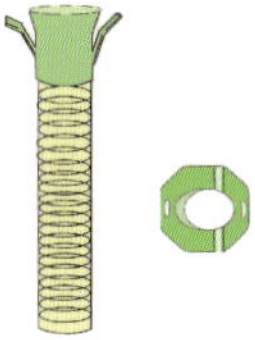
オーバーチューブ

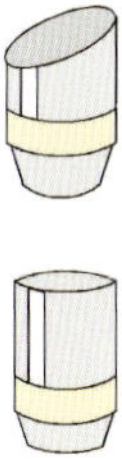
透明フード

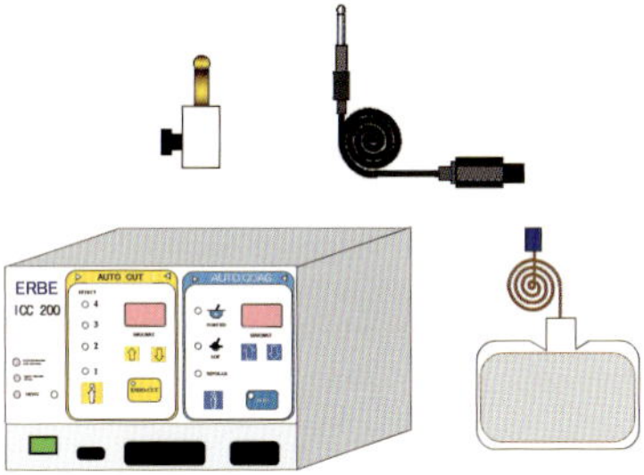

ERBE

必要薬品（例）

前処置・セデーション

⇒“上部消化管内視鏡検査”に準ずる．

その他

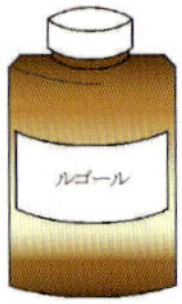

3%ルゴール液

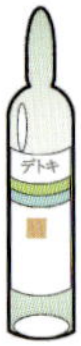

チオ硫酸ナトリウム（デトキソール®）

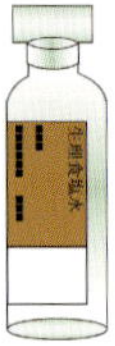

生理食塩水 20 ml

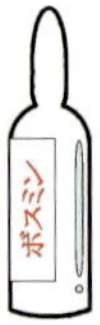

エピネフリン（ボスミン®）

263-00569

手順（例）

手順	準備・注意点など
前処置～スコープ挿入 ①“上部消化管内視鏡検査”に準ずる前処置を施行する． ②胃・食道を観察する．	●オーバーチューブを装着しておく．
ヨード染色 ①常水で食道内腔を洗浄する． ②食道病変部に散布チューブで 3%ルゴール液を散布し，病巣の範囲を明確にする．	●散布チューブに 3%ルゴール液を満たす．
マーキング（必要時） 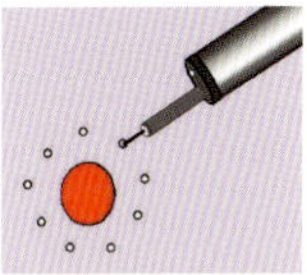 針状メスにて病変周囲をマーキングする．	●針状メスに電気メスの A コードをセットする． 設定 凝固 30 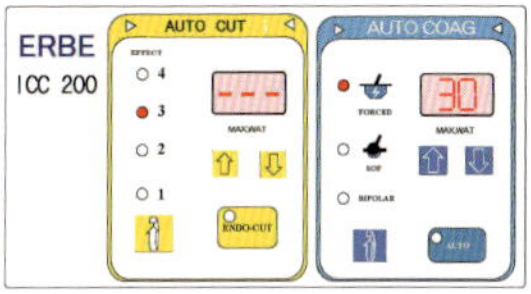
局注 ①局注針の内腔を注入液で満たしフラッシュする． 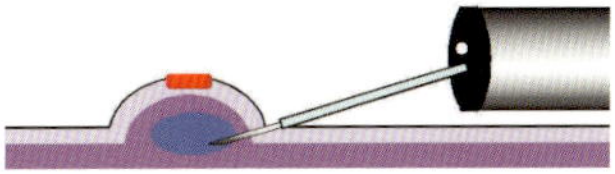 ②局注針を病巣の手前 2～3 mm で穿刺し，病巣全体が膨隆するまで粘膜下層に注入液を入れる	**注入液の準備** 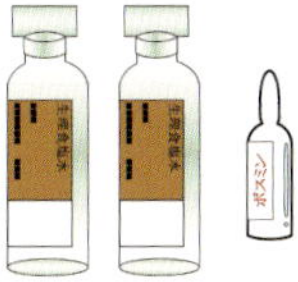 ●生理食塩水 40 ml とボスミン® 1 A を吸い，10 ml のシリンジに分ける．

<table>
<tr><th>手順</th><th>準備・注意点など</th></tr>
<tr><td>

フード装着

①スコープを抜去し，先端にフードを装着する．
②スネアを挿入する．

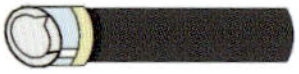

③フード内にプレルーピングする．

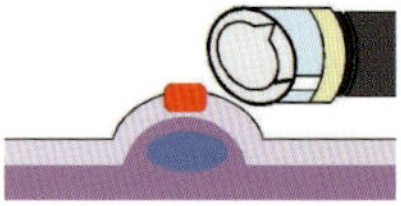

④病変部を吸引する．

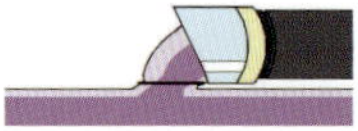

⑤フード全体を粘膜が占めたらスネアで絞扼する．

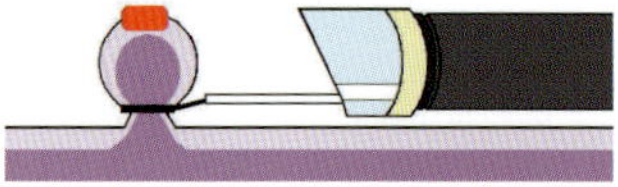

⑥高周波で通電して切除する．

</td><td>

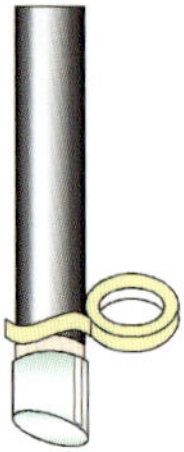

①フードを取り付け，紙テープで固定する．
※段差ができないようなめらかに
② スネアに電気メスの A コードを付ける．

設定
ENDO-CUT
切開 100～120
eff：3
凝固 60

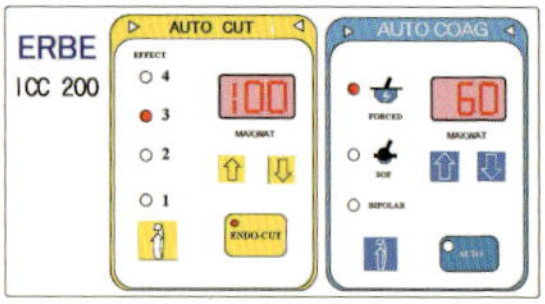

</td></tr>
<tr><td>

止血確認

出血の有無を確認し，必要時処置をする．

</td><td></td></tr>
<tr><td>

組織回収

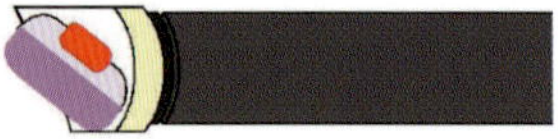

①フード内に吸引して組織を取り出す．

</td><td></td></tr>
</table>

263-00569

手順	準備・注意点など
②回収された組織はシャーレにとり，生理食塩水に漬ける． ③標本作製 ⇒“内視鏡的粘膜切除術（ESD，EMR，EAM）”の「組織処理」参照	
終了 ①確認のため 3%ルゴール液を散布する． ②デトキソール® を散布する． ③スコープを抜去して終了する．	

裏技 その4

吸引付きマウスピース

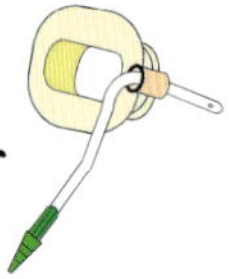

唾液による衣服や髪の汚染がぐんと減ります

用意するもの

- マウスピース
- 14 Fr の吸引チューブが通る太さのチューブ 2 cm ほど
  （古くなった吸引延長チューブなど，オートクレーブ滅菌可能なものがベター）

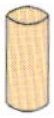

- オートクレーブに使用する HP 滅菌テープ 5 cm ほど
  （マウスピースを滅菌していない施設ではその他のテープでも可）
- 14 Fr の吸引チューブ
- 吸引装置

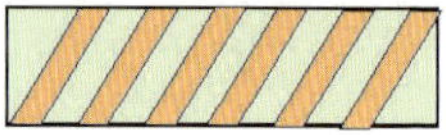

作り方

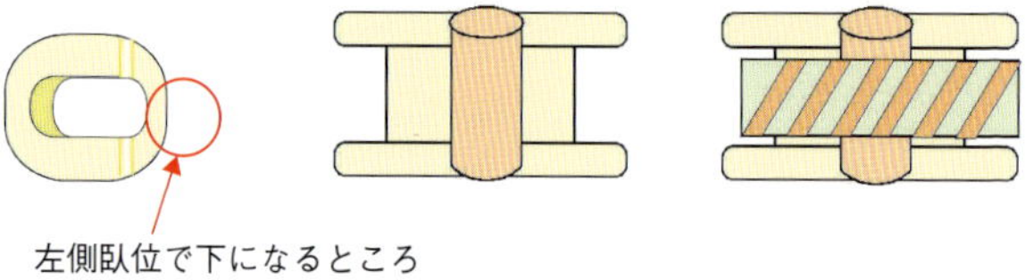

①マウスピースの側面に，2 cm 程度に切ったチューブを HP 滅菌テープでとめる．

②オートクレーブで滅菌後，14 Fr の吸引チューブを挿入する（2 cm 先が出る程度）．

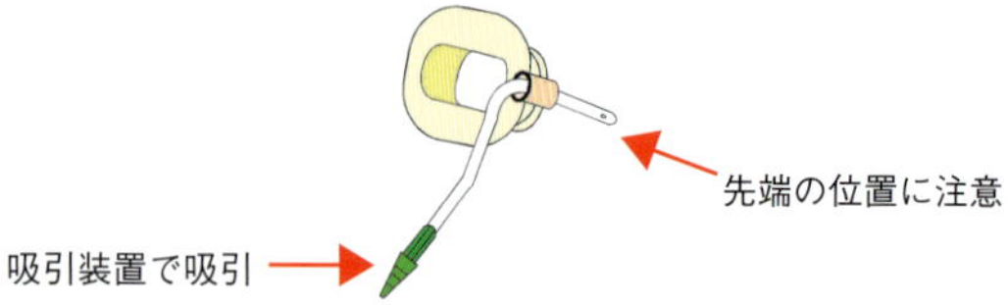

③胃カメラ施行時，患者の口に入れ，吸引装置にて 20 mmHg の圧で吸引する．

- 電子スコープ挿入時に，口腔内の吸引チューブ先端の位置を確認する．
- 粘膜に当たらないようにする．

263-00569

食道胃静脈瘤治療
（EIS，EVL）

食道胃静脈瘤治療の種類

①ゼングスターケン・ブレークモアー管（S-B チューブ）による圧迫止血

②内視鏡治療

a）内視鏡的硬化療法（EIS）

硬化剤：エタノラミンオレート（EO），エトキシスクレロール（AS），無水エタノール，ヒストアクリル

b）内視鏡的静脈瘤結紮術（EVL）

クリッピング，留置スネア

③薬物療法

ピトレシン，サンドスタチン

④インターベンショナルラジオロジー（IVR）を応用した治療

バルーン下逆行性経静脈的塞栓術（B-RTO），経門脈的副血行路塞栓療法（PTO），経皮的肝内門脈静脈短絡術（TIPS）など

⑤直達手術

内視鏡的硬化療法とは

内視鏡的硬化療法（endoscopic injection sclerotherapy；EIS）とは，食道・胃静脈瘤に硬化剤を注入して側副血行路を閉塞，破壊し，静脈瘤を消失させる方法である．

静脈瘤内注入（intravariceal injection；IVI—イントラ）

- 静脈瘤内注入は，硬化剤の血管内注入により，食道・胃静脈瘤およびそれらの供血路の一部まで完全に血栓化させることを目的とする．
- 硬化剤として，エタノラミンオレート（オルダミン®）を使用する．

オルダミン®：静脈瘤内に注入するとすみやかに血管内皮細胞の障害を引き起こし，フィブリン，血小板，赤血球の沈着・集積を起こさせることにより血栓を形成し，静脈瘤を硬化・退縮させる．

傍静脈瘤注入（paravariceal injection；PVI—パラ）

- 傍静脈瘤注入は，静脈瘤内注入後の地固め法として施行されることが多い．
- 硬化剤の血管外注入により，残存細静脈や血栓化静脈瘤が脱落し，より完全な静脈瘤の消失が得られる．
- 粘膜から粘膜下層の線維化により，短期間で再発を防止することが可能となる．
- ポリドカノール（エトキシスクレロール®）は，傍静脈瘤注入用として原液で使用される．

エトキシスクレロール®：静脈瘤周囲へ注入することにより止血し，硬化・退縮させる．

（田村君英ほか編：ナースのための消化器内視鏡マニュアル．学習研究社，2003 より）

初回治療では，可能なかぎりオルダミン®の血管内注入法を繰り返し，食道・胃静脈瘤およびそれらの供血路の一部までを完全に血栓化させる．血管内注入が困難になったら，エトキシスクレロール®の血管外注入法を残存静脈瘤や血栓化静脈瘤が脱落するまで繰り返す．

適応

- すべての食道・胃静脈瘤

禁忌

- 腎不全，重度の肝障害や肝癌などでは不適応とされることがある．
- 硬化剤は静脈瘤内に注入されると血清アルブミンと結合して不活化されるので，アルブミン値 3.0 g/dl 以上を推奨．

内視鏡的静脈瘤硬化療法偶発症

硬化剤に由来	手技に由来	
血管内溶血	穿刺部出血	胸水貯留
腎尿細管障害	食道穿孔	肺炎
肺梗塞	食道狭窄	肝機能障害
門脈血栓症	縦隔炎	敗血症
アナフィラキシーショック		

内視鏡的静脈瘤結紮術とは

内視鏡的静脈瘤結紮術（endoscopic variceal ligation；EVL）とは，ゴムバンド（O リング）で静脈瘤を機械的に結紮し，静脈瘤を壊死・脱落させ，血栓性閉塞を起こさせる方法である．

適応

- すべての食道・胃静脈瘤

禁忌

- 内視鏡的硬化療法に比べて合併症が少ないため，全身状態の不良な症例にも施行できる．

看護の実際

検査前

⇒“上部消化管内視鏡検査”に準ずる．
⇒緊急時は“緊急内視鏡検査（クリップ止血法）”参照

検査中

- 一般状態，呼吸状態，循環状態に注意する．
- 穿刺時，圧迫時は胸痛が出現することがあるので，患者の体動や状態に注意する．
- 出血による誤嚥に注意し，吸引の準備をしておく．

検査後

- 口腔内の吸引をする．

- バイタルサイン，全身状態を観察する．
- 患者の疼痛や圧迫感を観察する．
- 注入回数・注入量，または結紮部位を記録し，申し送る．

EIS

必要物品（例）

⇒“上部消化管内視鏡検査”に準ずる．

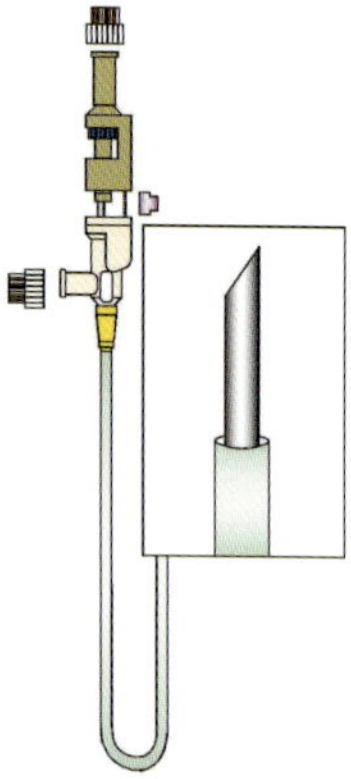

食道静脈瘤穿刺針

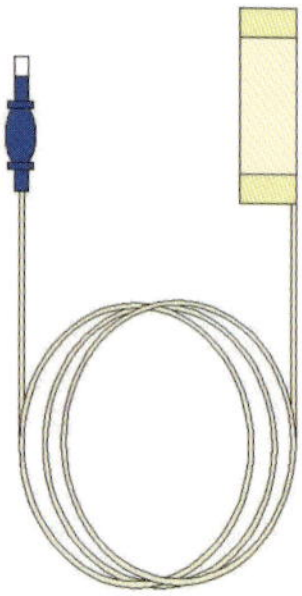

内視鏡用バルーン

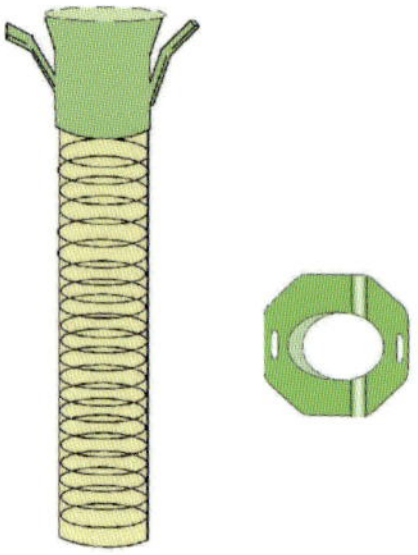

（必要時）オーバーチューブ

263-00569

必要薬品（例）

前処置・セデーション

⇒“上部消化管内視鏡検査”に準ずる．

静脈瘤硬化剤

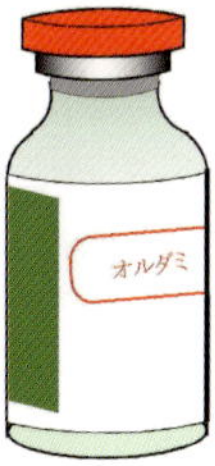

オレイン酸モノエタノールアミン
（オルダミン®）

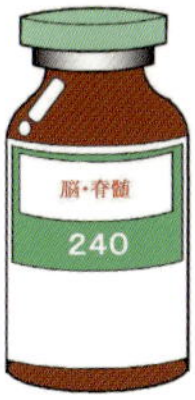

イオヘキソール
（オムニパーク®）

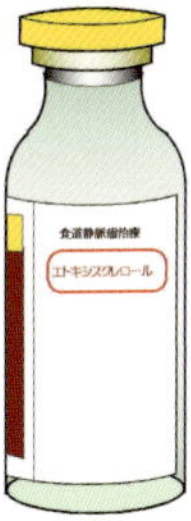

ポリドカノール
（エトキシスクレロール®）

その他

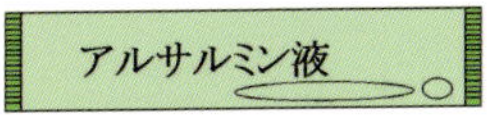

スクラルファート
（アルサルミン®）

手順（例）

手順	準備・注意点など
前処置～スコープ挿入 ①“上部消化管内視鏡検査”に準ずる前処置を施行する． ②食道・胃を観察する．	●X 線透視装置を使用するのでプロテクターを着用する．
硬化剤血管内注入 ①鉗子口より食道静脈瘤穿刺針を挿入する． ②穿刺針が粘膜に当たらない安全な部位で，オルダミン® をフラッシュする． 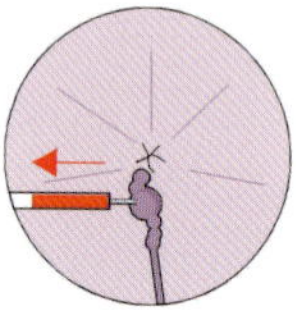 ③穿刺後陰圧をかけ，血液が逆流することを確認する． 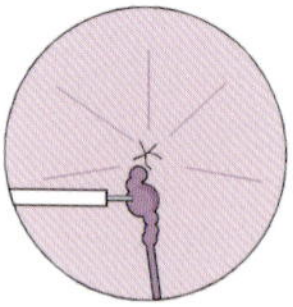 ④X 線透視下で確認しながらオルダミン® を注入する． ※1 ml ずつカウントしながら注入する．	●内視鏡用バルーンの内腔に潤滑ゼリーを塗り，スコープに紙テープで固定する． 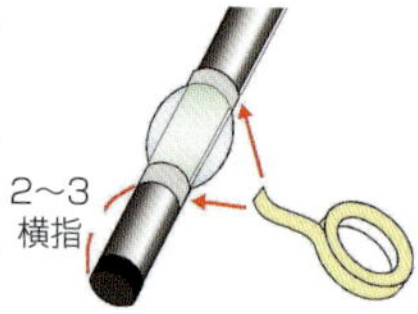 ※テープで段差ができないよう滑らかに貼る． ●バルーンを膨らませて，損傷がないか確認する． 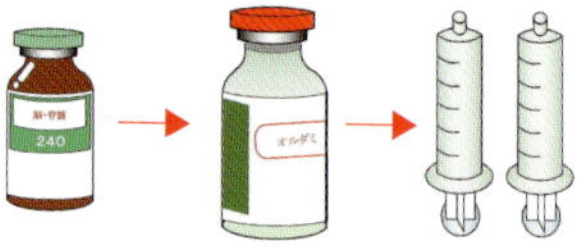 ●オムニパーク® をオルダミン® に入れ，泡立たないように混注して，10 ml の注射器に分ける． ●食道静脈瘤穿刺針にオルダミン® を満たす． 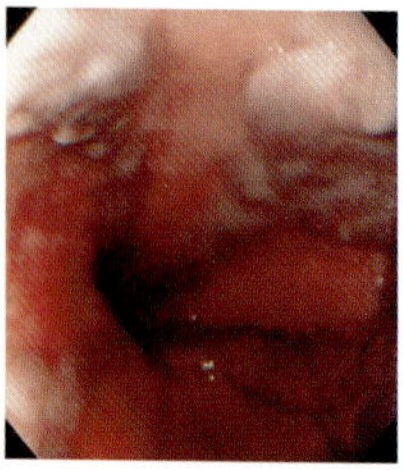

263-00569

手順	準備・注意点など
圧迫止血 ①透視画面上のスコープ先端を指で指示する． ②スコープを進め，バルーンを穿刺部におく． ③バルーンに空気を 20 ml 入れカフを膨らませ，圧迫する． ※圧迫止血時間は出血時間の 2 倍を目安とする． ④圧迫解除後，水で洗浄し止血を確認する．	
硬化剤血管内注入 ①鉗子口より食道静脈瘤穿刺針を挿入する． ②安全な場所でエトキシスクレロール®をフラッシュする． ③穿刺後，陰圧をかけ，血液が<u>逆流し</u><u>ない</u>ことを確認する．	●エトキシスクレロール® は 5 ml の注射器に分ける． ●静脈瘤穿刺針にエトキシスクレロール® を満たす．

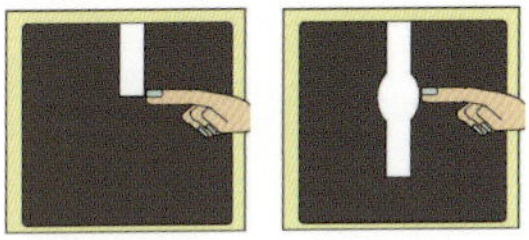

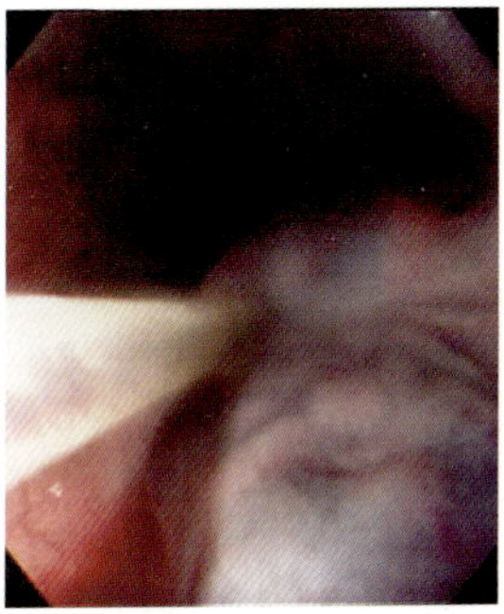

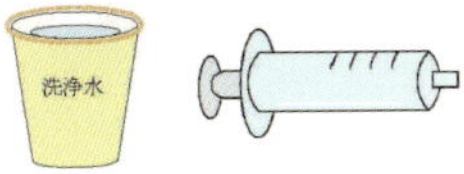

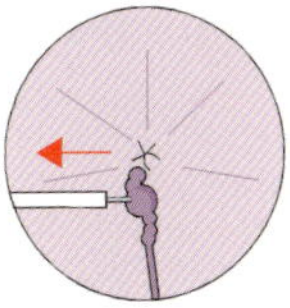

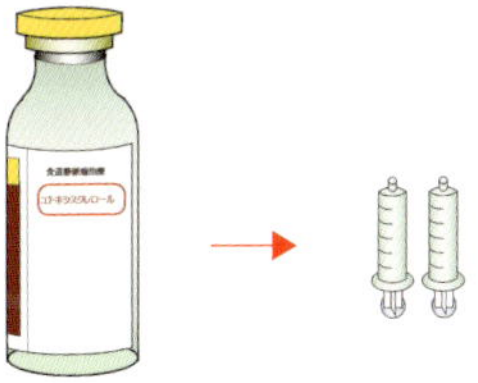

手順	準備・注意点など
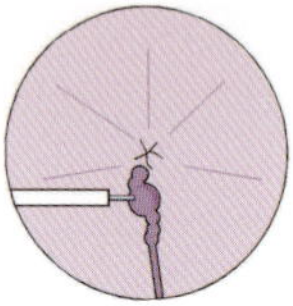 ④X 線透視下で確認しながらオルダミン®を注入する． ※1 ml ずつカウントしながら注入する． ⑤圧迫解除後，水で洗浄し止血を確認する．	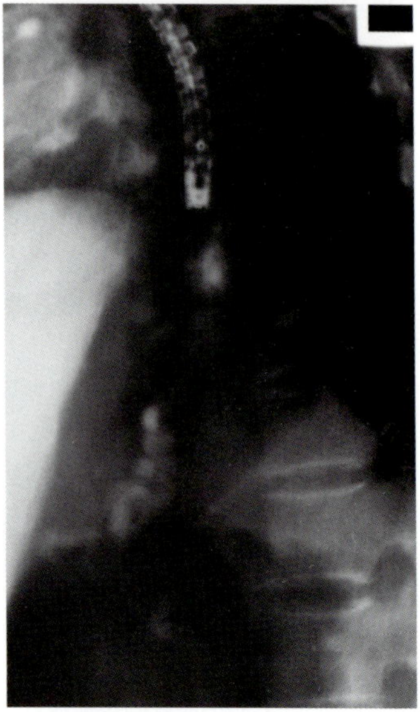
終了 アルサルミン®を散布し，スコープを抜去する．	●口腔内吸引を準備する． 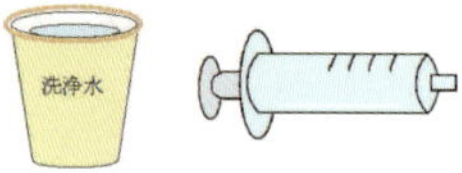

263-00569

EVL

必要物品（例）

⇒“上部消化器内視鏡検査”に準ずる．

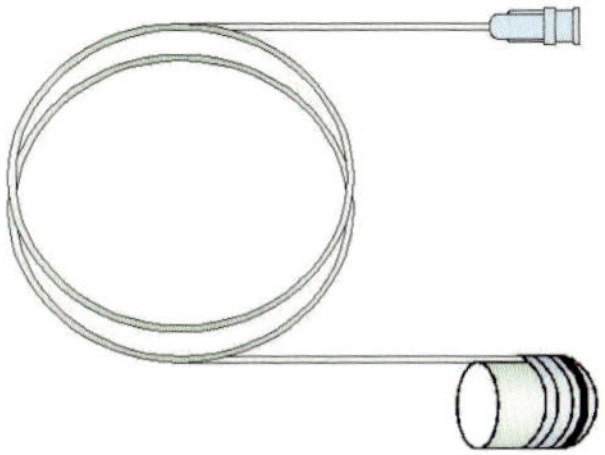

EVL デバイス

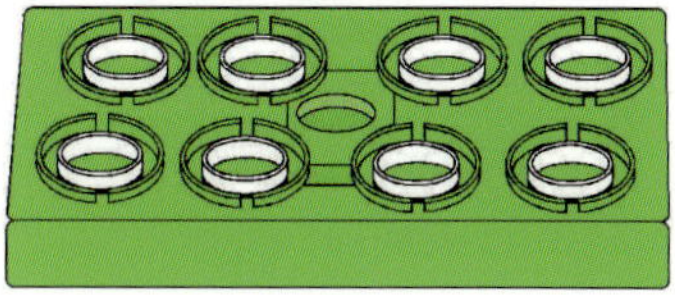

O リングプレート

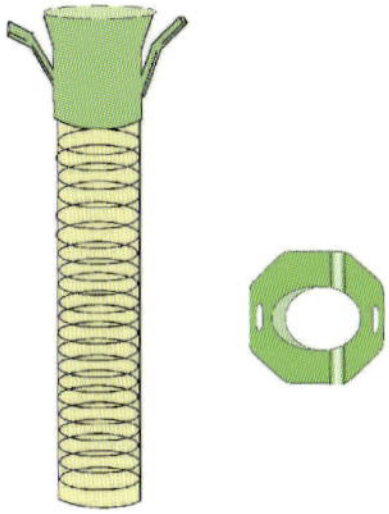

オーバーチューブ

263-00569

必要薬品（例）

前処置・セデーション

⇒“上部消化器内視鏡検査”に準ずる．

その他

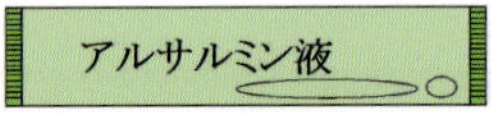

スクラルファート
（アルサルミン®）

手順（例）

手順	準備・注意点など
前処置〜スコープ挿入 ①"上部消化管内視鏡検査"に準ずる前処置を施行する. ②食道・胃を観察する.	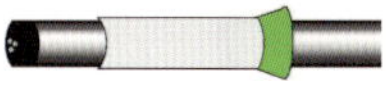 ●オーバーチューブをセットする.
オーバーチューブ挿入 ①オーバーチューブに潤滑ゼリーを塗布する. ②スコープが胃内にある状態で挿入する. ※挿入時，下顎部を少し伸展する.	
結紮 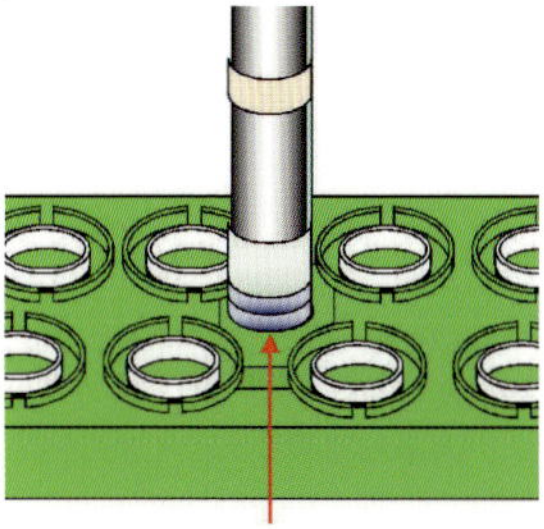 ①プレローディングホールに差し込み，スライド筒をもどす.	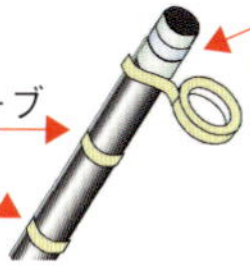 ●スコープの表面をガーゼできれいに拭く. ●スコープ先端に EVL デバイスを紙テープで固定する．送気チューブは 2〜3 カ所スコープに固定する.

手順	準備・注意点など

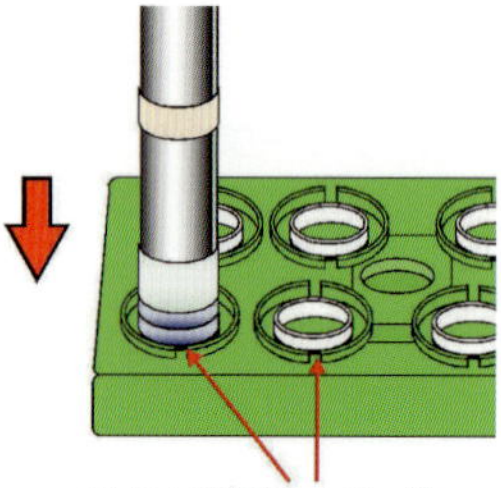

Oリング装着シリンダー

②O リング装着シリンダーに EVL デバイスを垂直に押し込み，O リングを装着する.

③スコープを挿入する.

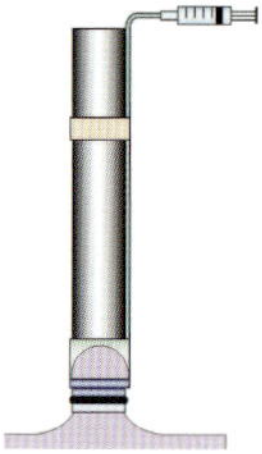

④EVL デバイスの中に静脈瘤を十分吸引し引き込む.

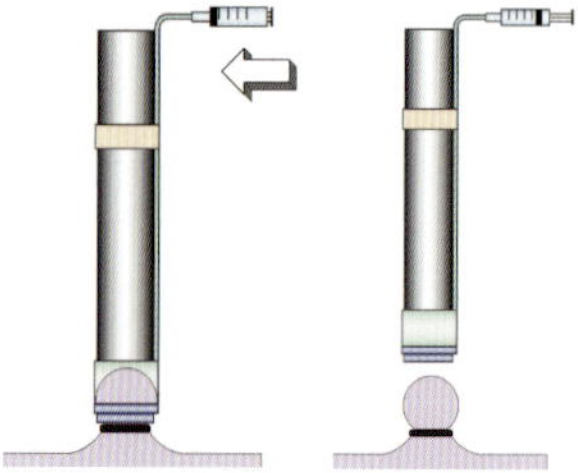

⑤送気チューブへ空気 2.0 ml を一気に入れる.

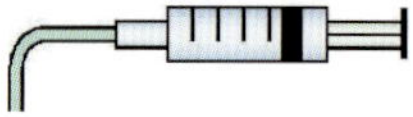

●空気をすぐ送気できるよう準備しておく.

手順	準備・注意点など
検査終了時 ①処置部を観察する. ②アルサルミン® を散布する.	
終了 スコープを抜去して終了する.	●口腔内吸引を準備する.

EIS（ヒストアクリル）

必要物品（例）

⇒“上部消化管内視鏡検査”に準ずる．

- X 線透視装置

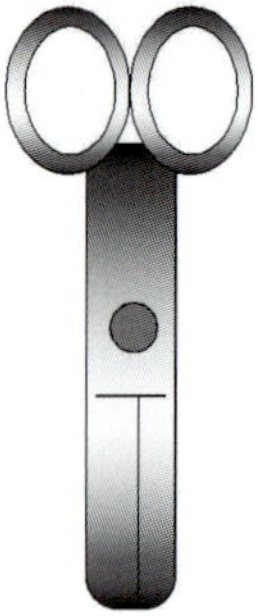

ハサミ

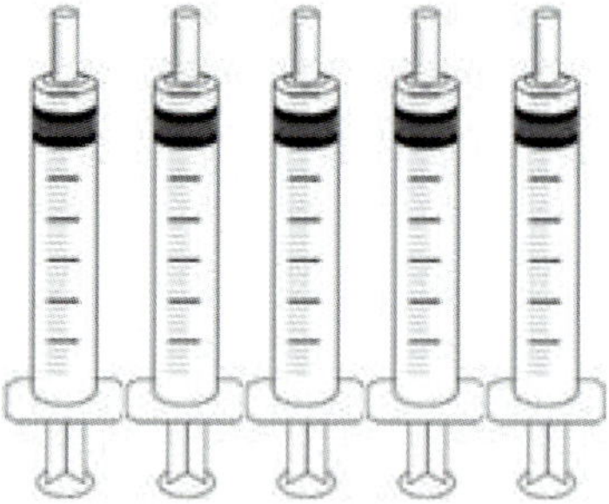

2.5 ml シリンジ数個

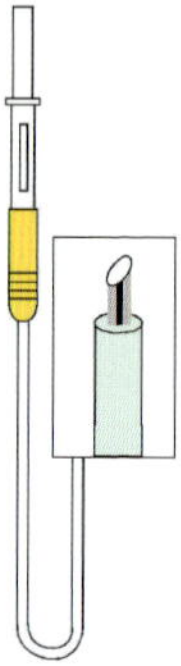

局注針

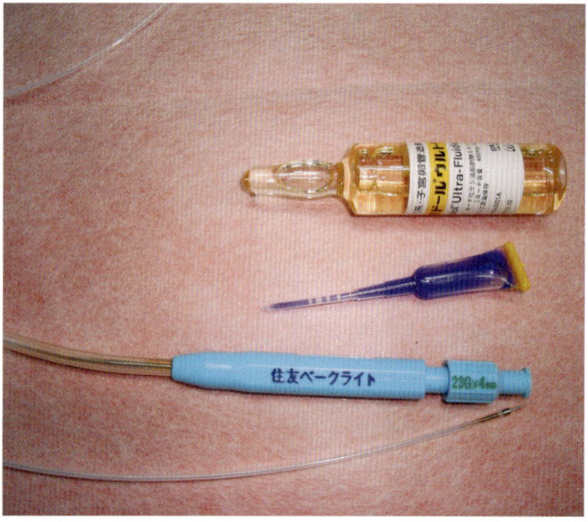

必要薬品（例）

静脈瘤硬化剤

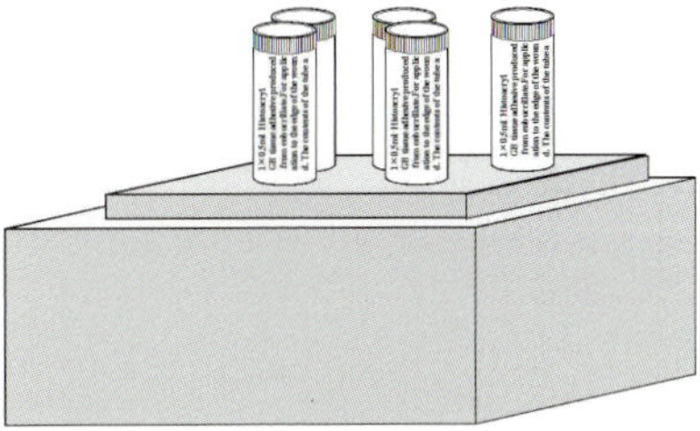

ヒストアクリル

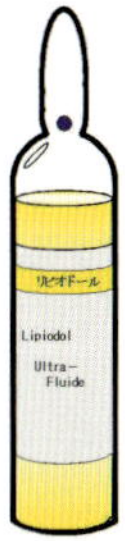

油性ヨード化ケシ油脂肪酸エチルエステル
（リピオドールウルトラフルイド®）

ヒストアクリルは取り扱いに注意を！

胃静脈瘤破裂の治療は非常に難易度が高く，文献で読んだだけでは決して試みてはいけない．つまり，経験がない場合には手をださないほうがよい．

止血操作以前に，まず胃の中が血の海で出血点がわからない，なんとか体位変換，洗浄をして出血点と思われる部位を見つけても，だいたい血の柱がへばりついていて（湧出しているときは出血が激しすぎて視野もとれないことが多い），はがしてから治療するか，そのまま治療するか，しばし悩む．そして決心がついてヒストアクリルの注射を行うときに使用経験上のコツがいる．

かつて，現在のような容器ではなく注射器で吸っていたとき，注射器内で固まったり，生理食塩水でフラッシュしようとしたらすでにルート内のヒストアクリルが固まってしまい，針穴から大出血する恐怖を感じながら抜針して，事なきを得たという経験もある．今のところ本書に紹介したリピオドール®のサンドイッチ法が一番，固まりにくい印象をもっている（あくまでも本書の執筆者の意見だが）．とにかく，さっさと使用しないと，あっというまに固まってくっついてしまう．

またスコープ術者も大切だが，注入役は術者の横に一人必要であり，かつ経験者が望ましい．そして薬液を渡す係も手際がよい経験者が望ましい．

手順（例）

手順	準備・注意点など
前処置～スコープ挿入 ⇒“上部消化管内視鏡検査”に準ずる． 胃・食道を観察する．	
胃静脈瘤穿刺 ①スコープの鉗子口より，リピオドール®を満たした局注針を挿入する． ②局注針の先端が粘膜に当たらない安全な場所で針を出し，薬液をフラッシュする． 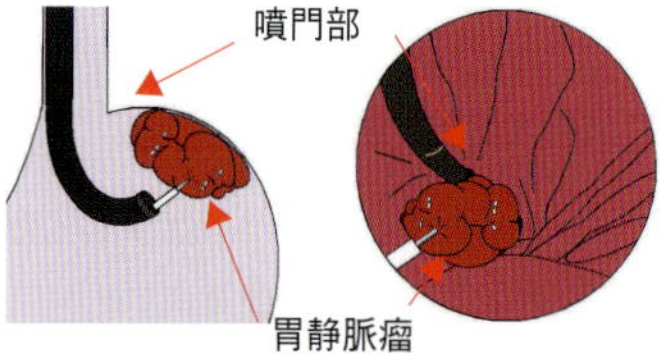 ③胃静脈瘤を穿刺する． 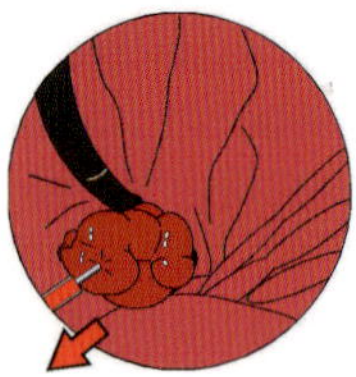 ④陰圧をかけ，血液が逆流することを確認する．	●局注針にリピオドール®を満たしておく． 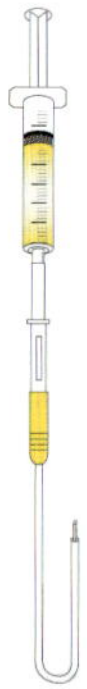 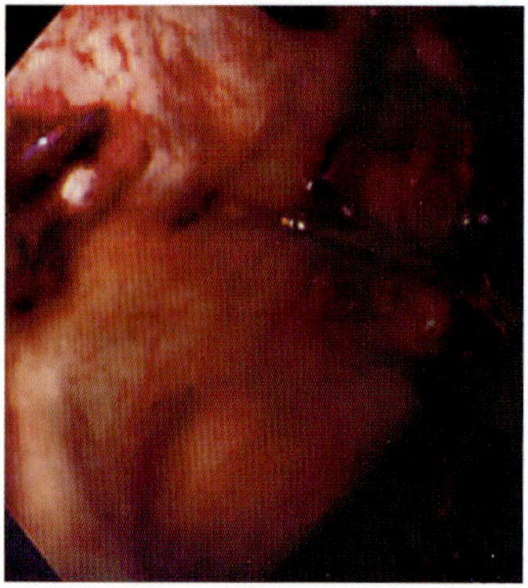

手順	準備・注意点など
ヒストアクリル注入 ①ヒストアクリルをハサミで切る． ②素早く局注針から注入する． ③準備しておいたリピオドール®でヒストアクリルを押し流す．	●2.5 ml のシリンジにリピオドール®を 2 ml ずつ吸って数個準備しておく． ●すぐ渡せるようにしておく．

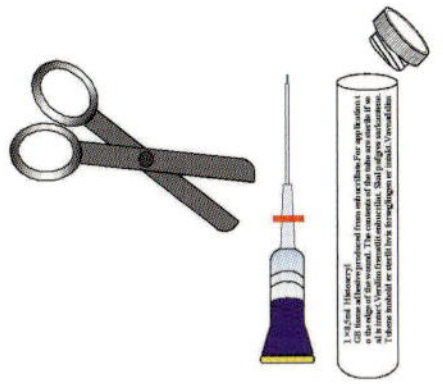

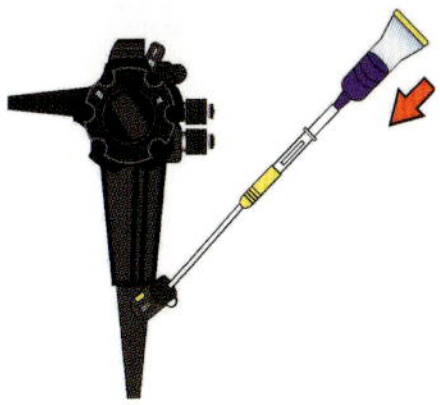

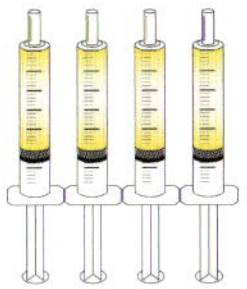

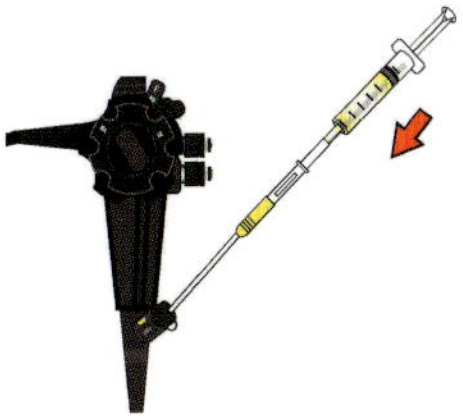

手順	準備・注意点など
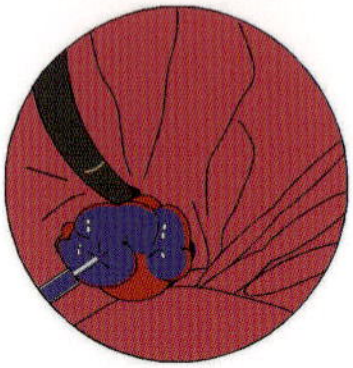 ④スコープで処置部を観察する．	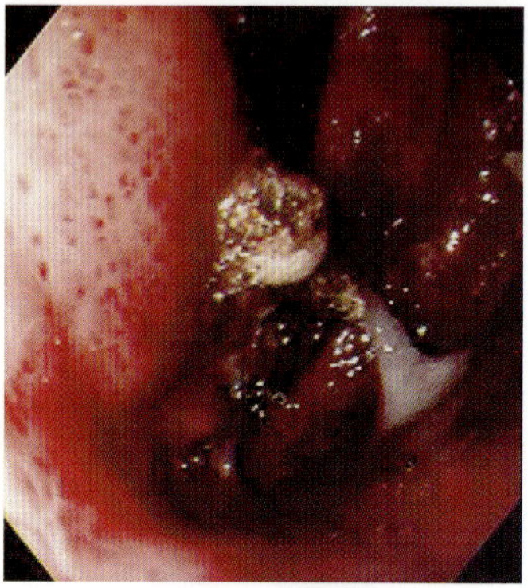
終了 スコープを抜去して終了する．	●口腔内吸引を準備する．

263-00569

内視鏡的拡張術

内視鏡的拡張術とは

内視鏡的拡張術とは，内視鏡を用い，バルーンカテーテルを鉗子口から狭窄部を越えて挿入し，バルーンを膨らませ狭窄部を拡張する方法である．

適応

- 良性疾患（瘢痕収縮や吻合部狭窄），悪性疾患のために食道に通過障害があり，食物摂取が困難な場合

禁忌

- 内視鏡が禁忌の患者
- バルーンカテーテルを挿入できないほどの閉塞のある患者
- 出血傾向の著しい患者

偶発症

- 出血
- 穿孔

看護の実際

⇒“上部消化管内視鏡検査”に準ずる．

検査中

- 一般状態，呼吸状態，循環状態に注意する．
- バルーン拡張時，鈍痛が出現することがあるので患者の体動や状態に注意する．

検査後

- 患者の安静保持をする．
- 患者に疼痛や圧迫感があるかどうか観察する．

263-00569

食道拡張術

必要物品（例）

⇒“上部消化管内視鏡検査”に準ずる.

- X 線透視装置

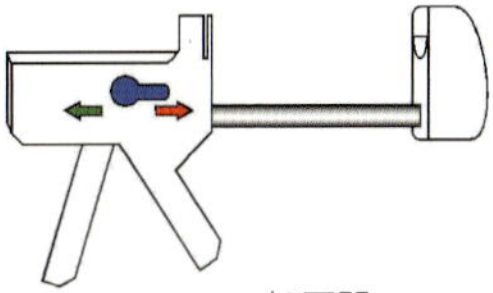

加圧器

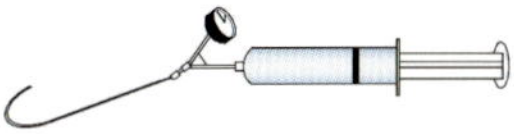

加圧計

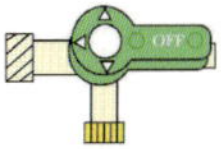

三方活栓

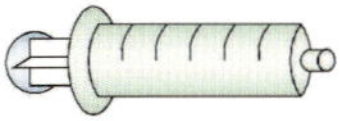

50 ml シリンジ

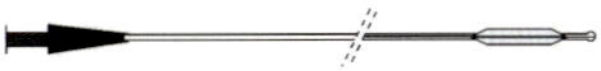

食道拡張バルーンカテーテル

必要薬品（例）

前処置・セデーション

⇒“上部消化管内視鏡検査”に準ずる.

造影剤

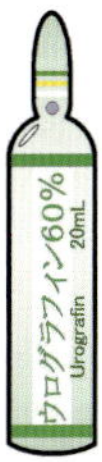

アミドトリゾ酸ナトリウムメグルミン
（ウログラフィン® 60%）

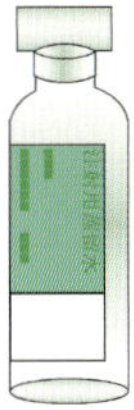

注射用蒸留水 20 ml

手順（例）

手順	準備・注意点など
前処置〜スコープ挿入 ①“上部消化管内視鏡検査”に準ずる前処置を施行する． ②食道・胃を観察する．	●X 線透視装置を使用するのでプロテクターを着用する．
バルーン拡張 ①目的部位に拡張バルーンカテーテルを挿入する． ②拡張バルーンカテーテルに加圧器をセットする． 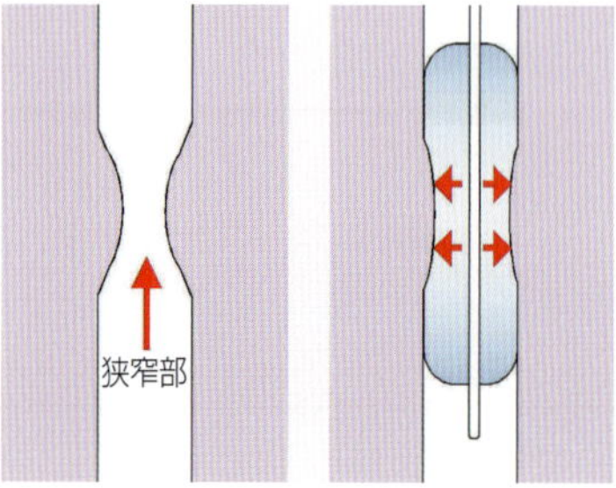 ③マノメーターで圧を確認しつつ徐々に加圧を行い，拡張する． ※通常 3〜4 気圧 ④加圧した状態でロックし，3〜5 分ほどそのままの状態を維持したあと開放する． ※通常 3〜5 分 ⑤症例によっては，数回繰り返す．	●造影剤を準備する． {ウログラフィン® 60% 20 ml 注射用蒸留水 20 ml を混注し，加圧計に入れる． ●加圧計を加圧器にセットする． 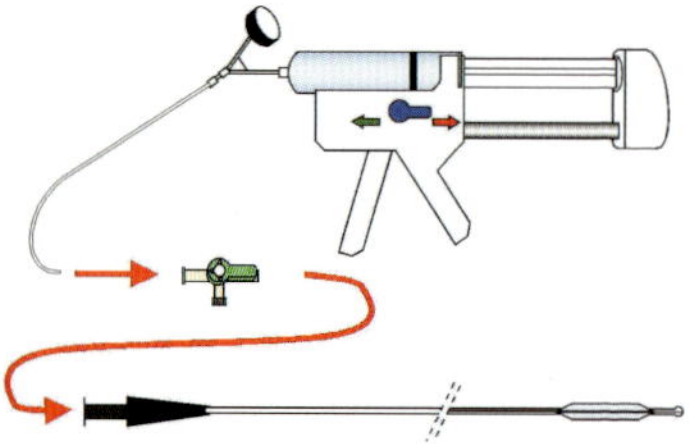 加圧器→三方活栓→拡張バルーンカテーテルの順にセットする． 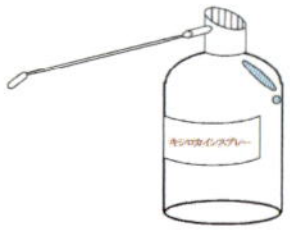 （必要時） 拡張バルーンカテーテルにキシロカイン®スプレーを散布しておく．

263-00569

手順	準備・注意点など
検査終了 ①バルーンカテーテルの圧を抜き，鉗子口から抜く． 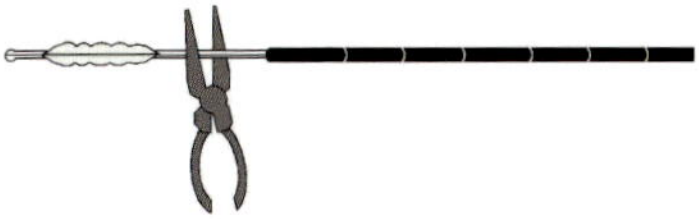 ※バルーンカテーテルの抜去に抵抗がある場合は，スコープごと抜去し，バルーンの部分をペンチで切る． ②処置部を観察する．	
終了 スコープを抜去して終了する．	●口腔内吸引を準備する．

263-00569

消化管ステント挿入術

消化管ステント挿入術とは

消化管ステント挿入術とは，狭窄に伴うさまざまな症状を改善するため，狭窄部にステントを挿入する方法である．

適応

- 悪性腫瘍による狭窄
- 悪性リンパ腫などの転移リンパ節による狭窄など
- 術後の吻合部狭窄

※良性疾患では原則として拡張術のみを行い，ステント挿入は行わない．

禁忌

- ガイドワイヤーが通らないほどの狭窄

偶発症

- 穿孔
- 潰瘍
- 出血
- ステントの位置変位・脱落

看護の実際

検査前

⇒“上部消化管内視鏡検査”に準ずる．

検査中

- 患者の安静保持を図る．
- 一般状態，呼吸状態，循環状態に注意する．
- バルーン拡張・ステントリリース時，鈍痛が出現することがあるので，患者の体動や状態に注意する．

検査後

- 患者の疼痛や圧迫感を観察する．
- 一般状態，呼吸状態，循環状態を観察する．

具体例として，食道ステント挿入術について述べる．

263-00569

食道ステント挿入術

必要物品（例）

⇒“食道拡張術”に準ずる．

- X 線透視装置

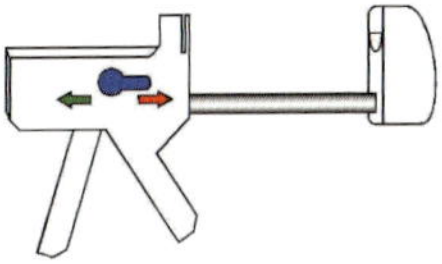

加圧器

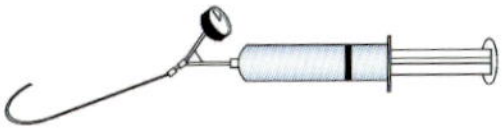

加圧計

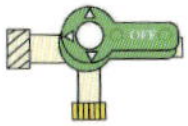

三方活栓

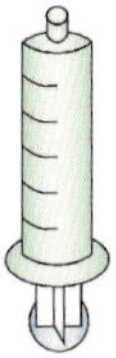

50 ml 注射器

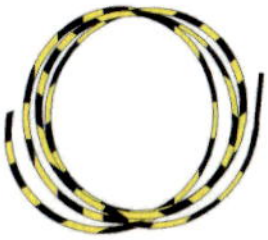

ガイドワイヤー

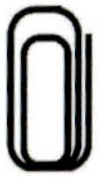

クリップなど

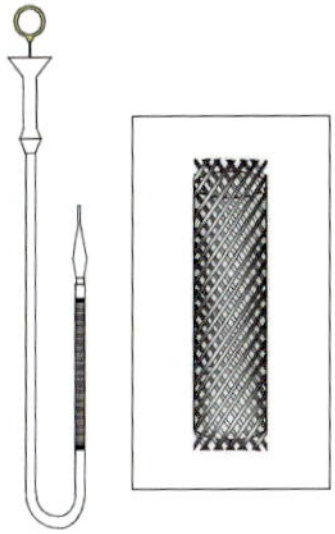

ステント

必要薬品（例）

前処置・セデーション

⇒“食道拡張術”に準ずる．

造影剤

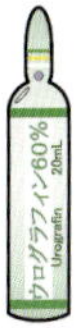

アミドトリゾ酸ナトリウムメグルミン
（ウログラフィン® 60%）

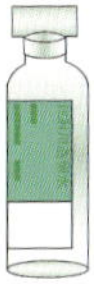

注射用蒸留水 20 ml

手順（例）

手順	準備・注意点など
前処置〜スコープ挿入 ①"上部消化管内視鏡検査"に準ずる前処置を施行する． ②食道・胃を観察する．	●X線透視装置を使用するのでプロテクターを着用する．
バルーン拡張 ①目的部位に拡張バルーンカテーテルを挿入する． ②拡張バルーンカテーテルに加圧器をセットする． 狭窄部 ③マノメーターで圧を確認しつつ徐々に加圧を行い，拡張する． ※通常 3〜4 気圧 ④加圧した状態でロックし，3〜5 分ほどそのままの状態を維持したあと開放する． ※通常 3〜5 分 ⑤症例によっては，数回繰り返す． ⑥バルーンカテーテルの圧を抜き，鉗子口から抜く．	●造影剤を準備する． 　ウログラフィン® 60% 20 ml 　注射用蒸留水 20 ml を混注し，加圧計に入れる． ●加圧計を加圧器にセットする． 加圧器→三方活栓→拡張バルーンカテーテルの順にセットする． （必要時） 拡張バルーンカテーテルにキシロカイン® スプレーを散布しておく．

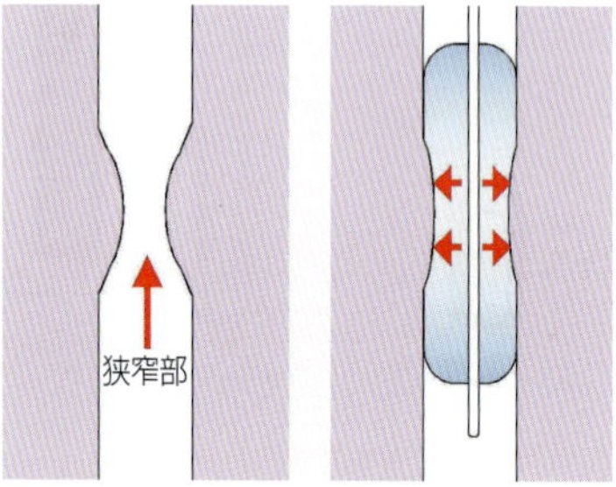

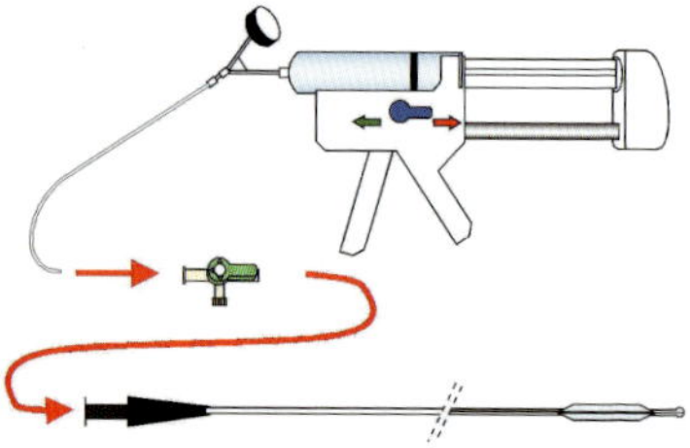

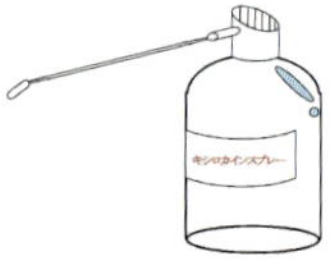

手順	準備・注意点など
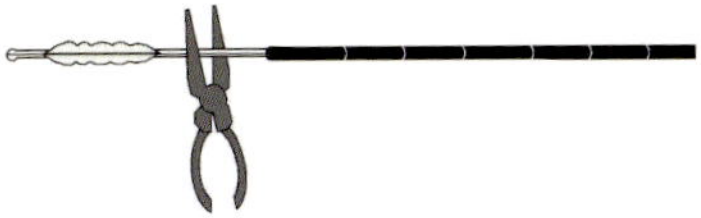 ※バルーンカテーテルの抜去に抵抗がある場合は，スコープごと抜去し，バルーンの部分をペンチで切り取る．	
マーキング 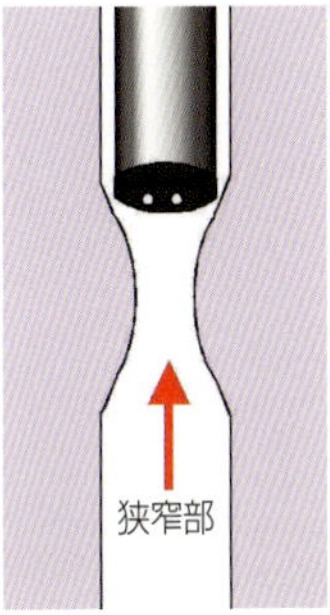 ①内視鏡で狭窄部を確認する． 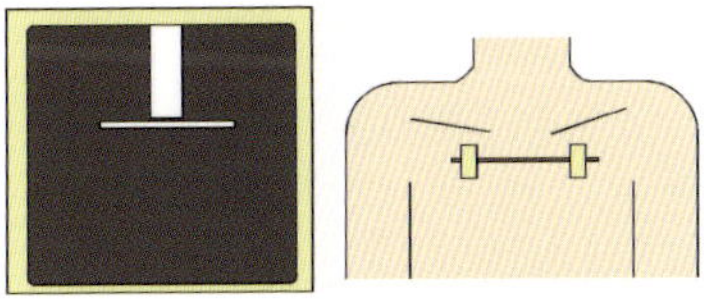 ②透視下で狭窄の部位を確認しながら，クリップをテープで皮膚に貼る．	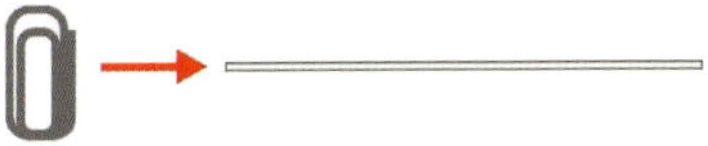 クリップを伸ばす

手順	準備・注意点など
ガイドワイヤー挿入 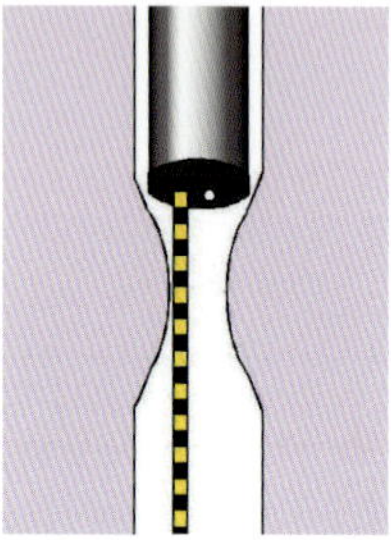 ①鉗子口よりガイドワイヤーを挿入し，狭窄部を越える． ②ガイドワイヤーを残したまま，スコープを抜去する．	
ステント挿入 ①ガイドワイヤーに沿ってステントを挿入する． 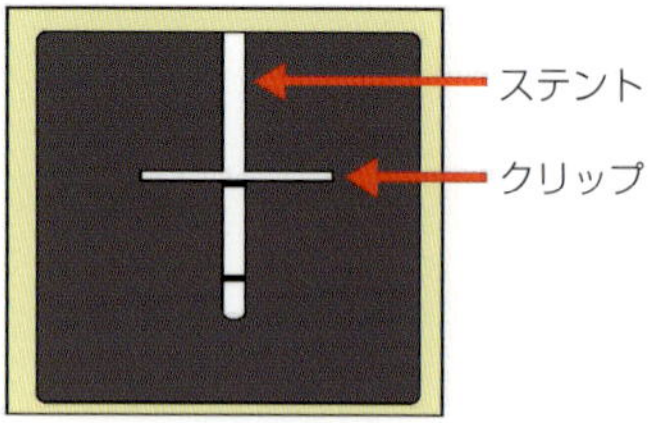 ②透視下で確認しながら，クリップの目印まで挿入する．	

手順	準備・注意点など
ステント留置 目的の部位でステントをリリースする.	◎ステントシステムの留置方法は，メーカーやステントの種類によって異なるため，留置方法を事前に確認しておく.
ステント確認 ①ガイドワイヤー，ステントカテーテルを抜去する. ②内視鏡下，透視下でステントを観察して，目的の位置に留置されていることを確認する. ※ステントが完全に広がっていなくても，2〜3日で自然に拡張する.	
終了 スコープを抜去して終了する.	◎口腔内吸引を準備する.

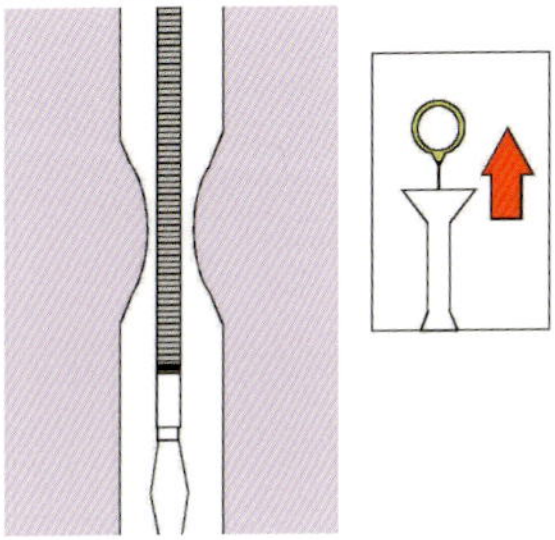

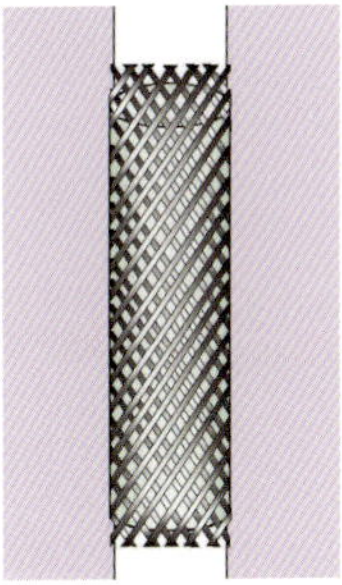

内視鏡的胆道拡張術

内視鏡的胆道拡張術とは

内視鏡的胆道拡張術とは，内視鏡を用いて胆道にカテーテルを挿入し，バルーンを膨らませ狭窄部を拡張する方法である．

適応

- 術後の良性狭窄
- ステント挿入前の悪性狭窄

禁忌

- 内視鏡的逆行性胆道膵管造影（ERCP）が禁忌の患者
- ガイドワイヤー，カテーテルを挿入できないほどの閉塞のある患者

偶発症

- ERCP に伴うもの
- 胆管・十二指腸の損傷
- 膵管の閉塞

看護の実際

⇒“内視鏡的逆行性胆道膵管造影（ERCP）”に準ずる．

検査中

- 一般状態，呼吸状態，循環状態に注意する．
- バルーン拡張時，鈍痛が出現することがあるので，患者の体動や状態に注意する．

検査後

- 患者の安静保持を図る．
- 患者に疼痛や圧迫感があるかどうか観察する．

必要物品（例）

⇒“内視鏡的逆行性胆道膵管造影（ERCP）”参照

- X 線透視装置
- 内視鏡装置
- 電子スコープ（側視鏡）
- 吸引装置
- 送気・吸引・鉗子栓

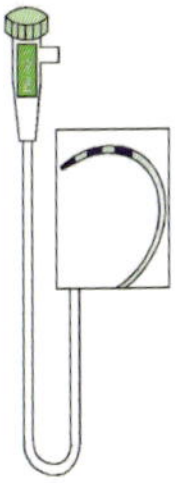

造影チューブ
（各種）

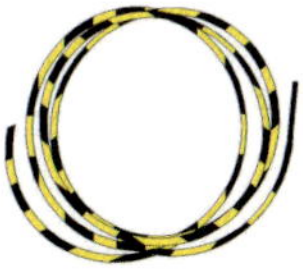

ガイドワイヤー

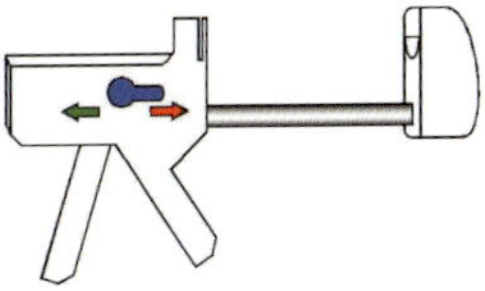

加圧器

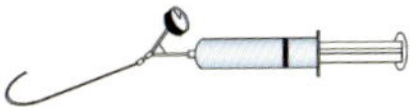

加圧計

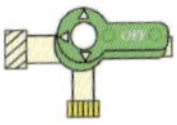

三方活栓

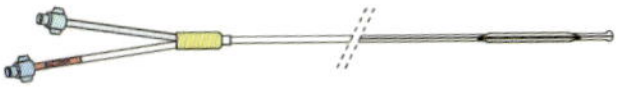

胆道拡張バルーン

必要薬品（例）

前処置・セデーション・胆道用造影剤

⇒“内視鏡的逆行性胆道膵管造影（ERCP）”に準ずる．

拡張器用造影剤

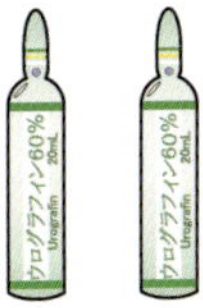

アミドトリゾ酸ナトリウムメグルミン
（ウログラフィン®60%）

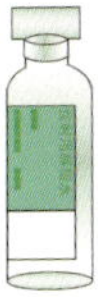

滅菌蒸留水

手順（例）

手順	準備・注意点など
前処置～胆道造影まで ⇒"内視鏡的逆行性胆道膵管造影（ERCP）"に準ずる.	
ガイドワイヤー挿入 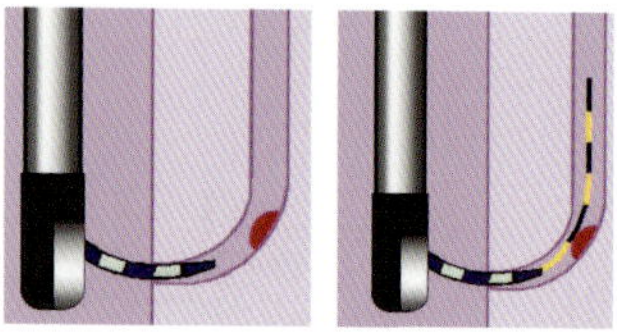 ①造影チューブの内筒を抜き，ガイドワイヤーを挿入する. ②狭窄部を越えてガイドワイヤーを留置し，造影チューブを抜去する.	●ガイドワイヤーの先端（軟性部）を施行医に渡す. ●造影チューブはすぐ使えるよう，内筒をセットしておく.
EST 施行（必要時） ⇒"内視鏡的乳頭括約筋切開術（EST）"参照	
胆道狭窄部の拡張 ①ガイドワイヤーに沿って胆道拡張バルーンを挿入する. 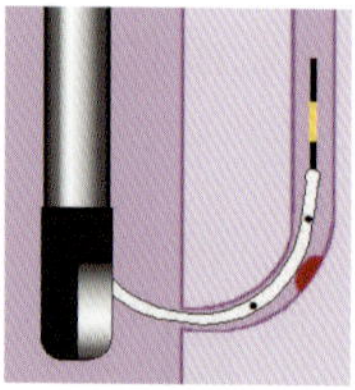 ②X 線不透過チップを透視装置で確認しながら，バルーンカテーテルの位置を合わせせる.	●造影剤を準備する. { ウログラフィン® 60% 20 ml 注射用蒸留水 20 ml を混注し，加圧計に入れる. ●加圧計を加圧器にセットする. 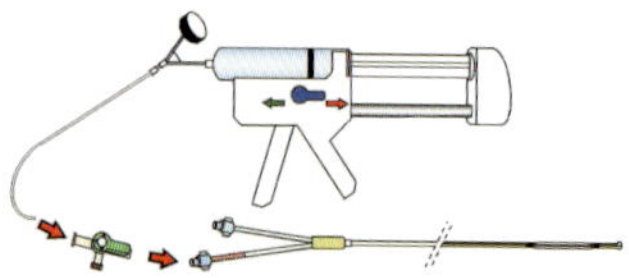 加圧器→三方活栓→拡張バルーンカテーテルの順にセットする.

263-00569

手順	準備・注意点など
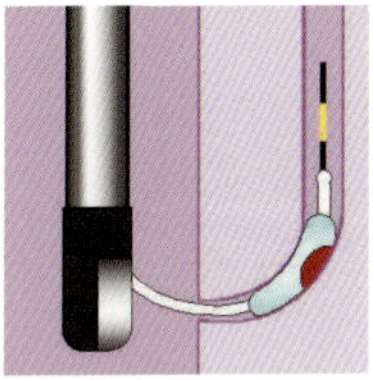 ③加圧器でゆっくりとバルーンを拡張する． 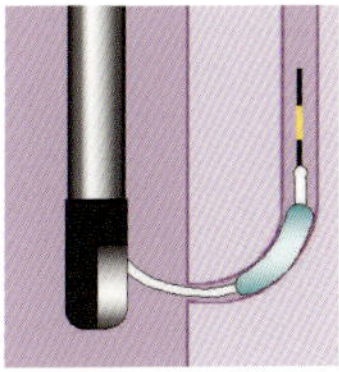 ④透視下で狭窄部の拡張を確認したら，加圧をやめる． ⑤減圧し，バルーンを抜去して終了する． ※加圧時間，拡張回数は施行医の指示による．	●加圧時間をカウントする．
観察 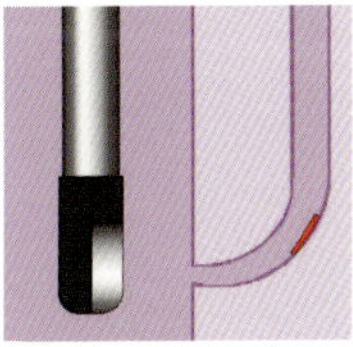 ①造影剤，胆汁の排出があること，胆管内腔が開口していることを確認する． ②乳頭部の状態を観察する．	
終了 スコープを抜去して終了する．	●口腔内吸引を準備する．

263-00569

コロレクタルチューブ法

コロレクタルチューブ法とは

コロレクタルチューブ法とは，大腸イレウス症例に対して，経肛門的にコロレクタルチューブを挿入し，狭窄部位の拡張および大腸内の洗浄を行う方法である．

適応

- 大腸癌によるイレウス

禁忌

- 大腸内視鏡検査に耐えられない症例
- 多発狭窄症例
- 腹膜炎を発症している症例

偶発症

- 出血
- 腸管穿孔
- 腹膜内感染
- 洗浄液吸引時の腸管壊死

看護の実際

⇒“下部消化管内視鏡検査”に準ずる．

検査前

- 緊急の処置となることが多いため，患者の精神状態を考慮し，声かけを行う．

検査中

- コロレクタルチューブ挿入時は，痛みなどの自覚症状，バイタルサインに注意する．
- 緊急の処置となることが多いため，検査中は広範囲の汚染が考えられるので，汚染防止のシーツを敷いておく．

検査後

- 患者の自覚症状，バイタルサインを観察する．
- 排液状況を観察する．
- 挿入中は肛門に違和感があること，体動時はチューブに注意するよう説明する．

263-00569

必要物品（例）

⇒“下部消化管内視鏡検査”参照

- X 線透視装置
- 下部用電子スコープ

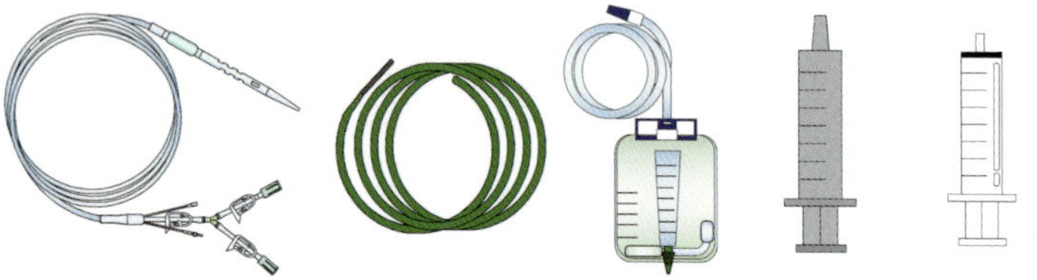

コロレクタルチューブ　ガイドワイヤー　排液バッグ　洗浄用カテーテルチップ　バルーン拡張用

コロレクタルチューブのセット

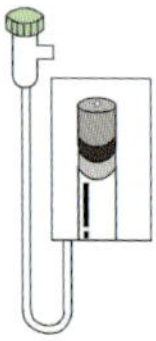

散布チューブ

必要薬品（例）

⇒“下部消化管内視鏡検査”に準ずる．

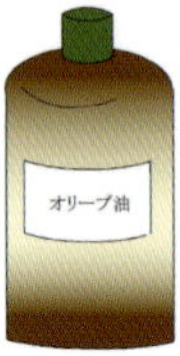

オリーブ油 100 ml 程度

造影剤

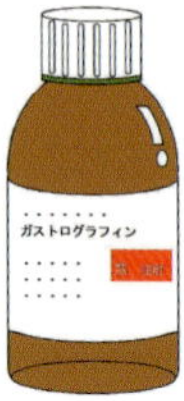

アミドトリゾ酸ナトリウムメグルミン（ガストログラフィン®）

バルーン拡張用

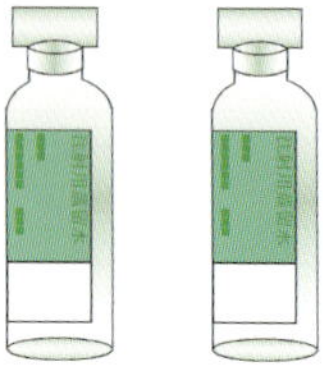

注射用蒸留水 30 ml

263-00560

手順（例）

手順	準備・注意点など
前処置～スコープ挿入まで ⇒“下部消化管内視鏡検査”に準ずる. 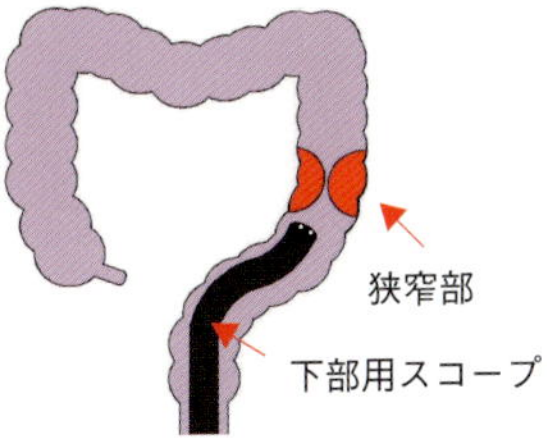 ① スコープを大腸内狭窄部手前まで挿入する. ② スコープまたは造影剤を注入し，狭窄部をX線透視装置にて観察する.	●造影剤を準備する. ●散布チューブに造影剤を充塡し，準備しておく.
ガイドワイヤー挿入 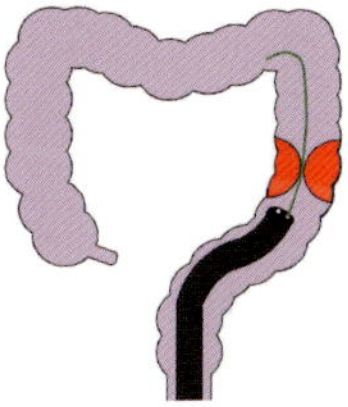 ① スコープ鉗子口にガイドワイヤーを挿入し，狭窄部位を越える. ※腸管の穿孔に注意しゆっくり挿入する.	

手順	準備・注意点など
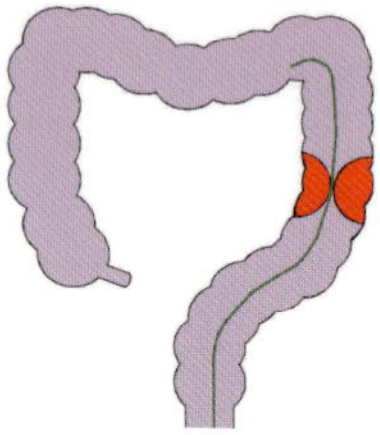 ② ガイドワイヤーを残し，スコープを抜去する．	
コロレクタルチューブ挿入 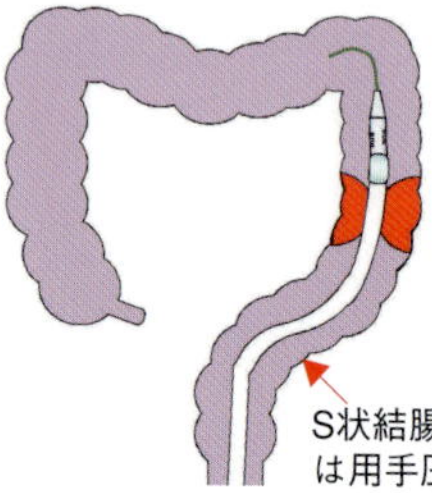 ① コロレクタルチューブを，ガイドワイヤーに沿ってバルーン部が狭窄部を越えるまで挿入する．	● コロレクタルチューブの内腔に，オリーブ油をたっぷり注入しておく（親水性チューブの場合は，蒸留水を注入）． ● 挿入時，オリーブ油や排泄物で周囲が汚染されるため，大きめの吸水シーツを敷いておく．
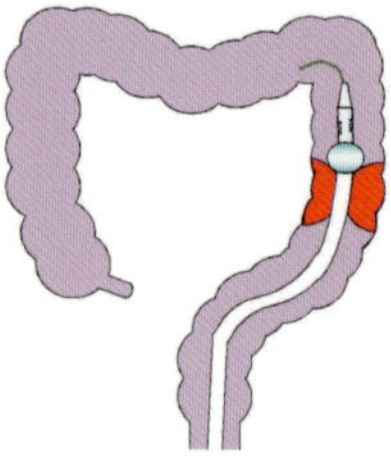 ② 透視装置で確認しながらバルーンに蒸留水を注入し，膨らませる． ③ ガイドワイヤーを抜去する．	● バルーンに拡張用滅菌水を適量（30 ml 程度）準備しておく．

263-00569

手順	準備・注意点など
排液バッグ接続 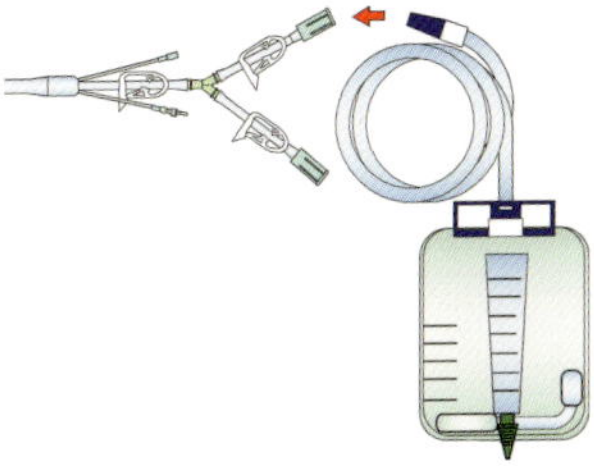 洗浄用チューブの接続端の一方に排液バッグを接続する.	
検査終了後 ティッシュペーパーにて汚れを拭き取る.	

イレウスチューブ法

イレウスチューブ法とは

イレウスチューブ法とは，イレウスチューブを挿入し，貯留した腸液，空気を吸引することにより腸管内減圧を図り，腸壁の伸展を改善する方法である．腸管壁の血行障害の解除により腸壁病態が改善される．

適応

- 開腹術後の癒着性イレウス
- 大腸癌による腸閉塞

偶発症

- 鼻出血，鼻翼部の潰瘍
- 腸穿孔，腸重積
- 気管内迷入
- 誤嚥による肺炎

看護の実際

検査前

- 患者の精神状態を考慮し，治療処置に対する不安除去を図る．
- 鼻中隔彎曲症，アレルギー性鼻炎の既往症を確認する．
- イレウスチューブを飲み込む要領を事前に，次のように説明する．

①口で呼吸し，首を反らせるように顎を上げ，深呼吸をする．
②咽頭にチューブが入ったら，口を閉じて首を前屈して嚥下する．
③チューブは嚥下運動に合わせて進められる．

検査中

- イレウスチューブ挿入時は，痛みなどの症状や，バイタルサインに注意する．

- 吐物による誤嚥に注意する．
- 挿入の途中，咳き込み，呼吸困難に注意し，そのような場合には落ち着いてから再挿入する．

検査後

- 患者の自覚症状，バイタルサインを観察する．
- 排液状況を観察する．
- 挿入中は違和感があること，体動時はチューブに注意するよう説明する．
- 鼻閉のある患者では，呼吸困難に陥っていないかどうか常に観察する．

必要物品（例）

- X 線透視装置

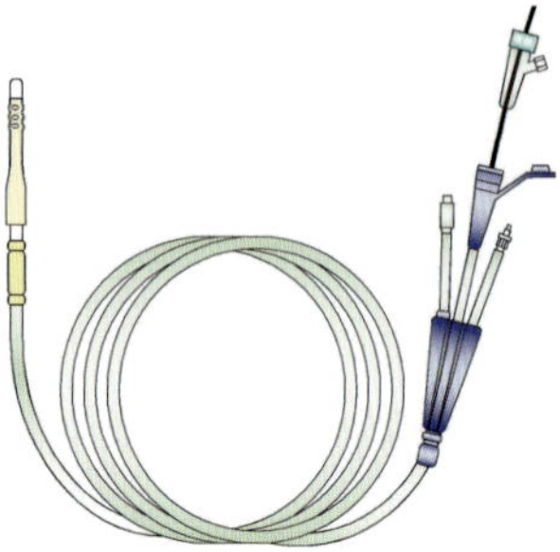

イレウスチューブ

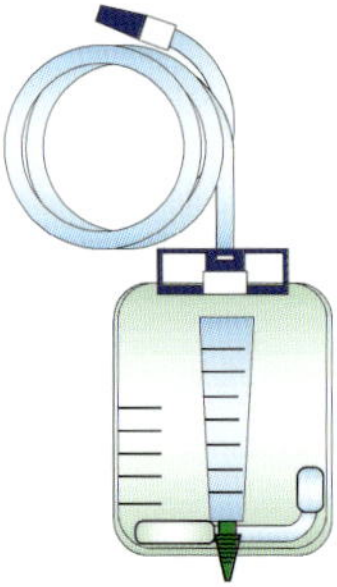

排液バッグ

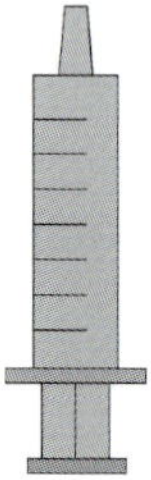

洗浄用カテーテルチップ

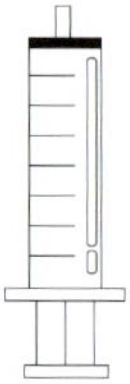

バルーン拡張用

必要薬品（例）

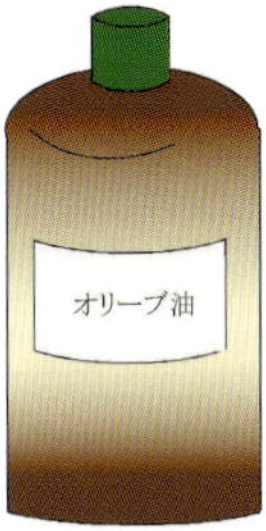

オリーブ油

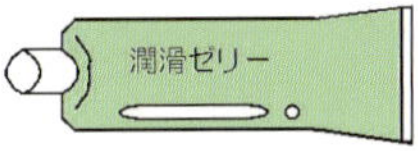

潤滑ゼリー

バルーン拡張用

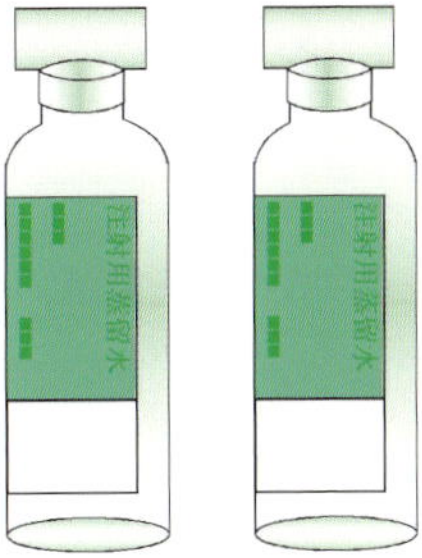

注射用蒸留水

手順（例）

手順	準備・注意点など
胃までチューブ先端挿入 ① 仰臥位，または座位で行う． ② チューブに潤滑ゼリーを塗布する． ※必要があれば，鼻腔をキシロカイン® ゼリーで局所麻酔し，咽頭に粘膜麻酔薬を塗布する． ③ 鼻腔からチューブの先端を胃まで挿入する． a）口呼吸で，首を反らせるように顎を上げて深呼吸してもらい，鼻腔から鼻腔後上方に通し，咽頭に挿入する． b）口を閉じて首を前屈してもらい，嚥下させる． ④ 必要により胃内容を吸引する．	● 挿入時，オリーブ油や吐物で周囲が汚染されるため，大きめの汚染防止シーツを敷いておく． ● 使用前にバルーンを膨らませて漏れがないこと，およびバルーンが収縮することを確認する． ● ガイドワイヤーを吸引ルーメンの先端まで挿入しておく． ● チューブ，ガイドワイヤーにオリーブ油を塗布する（親水性チューブの場合は蒸留水）． 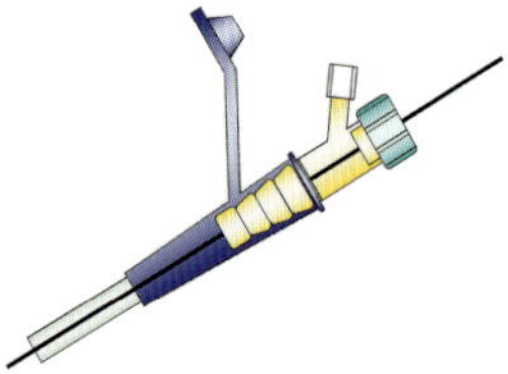
チューブの幽門通過 ① 右側臥位する． 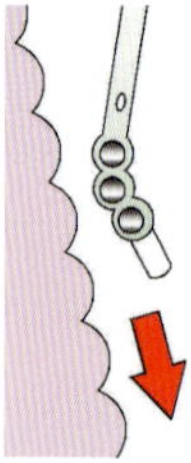 ②チューブの先導子がおもりの役目をし，また胃壁の形状に沿って屈曲するため，自然に腸管内に誘導される． ③幽門通過を X 線透視装置で確認する．	● 挿入時，オリーブ油や吐物で周囲が汚染されるため，大きめの吸水シーツを敷いておく．

263-00569

手順	準備・注意点など
チューブのトライツ靭帯通過 ①座位でガイドワイヤーを 5 cm 引き，チューブを 5 cm くらい挿入する操作を数回繰り返す． ②チューブの先端がトライツ靭帯を 10 cm ほど越えたところで，ガイドワイヤーを抜去する． ③バルーン内に蒸留水を注入する． ④(必要時)腸内吸引，小腸造影を行う．	●バルーン用の蒸留水を準備しておく． ●必要時，造影剤を準備する．
排液バッグ接続 ①吸引ルーメンに排液バッグを接続する． ②テープでイレウスチューブを鼻にしっかり固定する．	
検査終了後 ティッシュペーパーで汚れを拭き取る．	

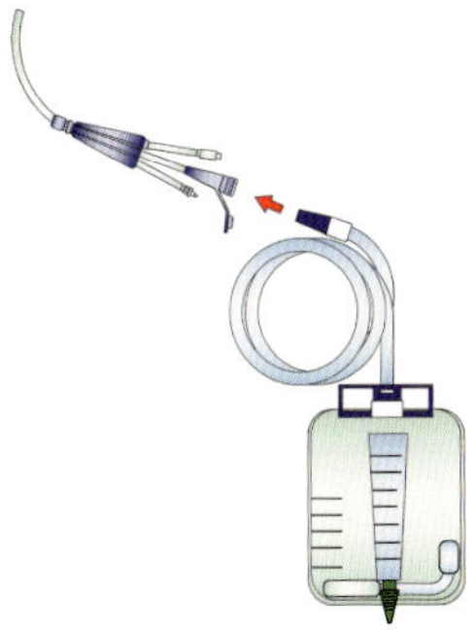

内視鏡的乳頭括約筋切開術
（EST）

内視鏡的乳頭括約筋切開術とは

内視鏡的乳頭括約筋切開術（endoscopic sphincteropapillotomy；EST）とは，十二指腸乳頭部へ高周波電気メス（パピロトミーナイフ）を挿入し，内視鏡下に乳頭括約筋を切開し，総胆管を開放する術式である．

適応

- ドレナージ術
- 砕石術
- 乳頭狭窄

禁忌

- 乳頭部へのアプローチが困難な症例
- 著明な出血傾向
- 肝内結石症などの上流胆管の狭窄を伴う例
- 急性膵炎

偶発症

- 出血
- 胆管炎
- 膵炎
- 穿孔

看護の実際

⇒“内視鏡的逆行性胆道膵管造影（ERCP）”に準ずる．

検査前

- 高周波電流を使用するので対極板を装着する．
- 患者が貴金属類を装着していないか確認しておく．

263-00569

検査中

- 苦痛による体動に注意する．
- 高周波電流の通電時は，特に患者の体動に注意する．

こんなとき，どうする？

EST 後出血

内視鏡的乳頭括約筋切開術（EST）時の出血については，“緊急内視鏡検査（止血法）”の p. 46〜49，p. 54〜55 を参照．

止血成功後も 48 時間以内の再出血が多いので，禁食にするなど十分に状態を観察する．再出血したと判断された場合，再止血のために緊急内視鏡を行うことが多いが，操作空間のとれる胃内に比べると十二指腸下行脚では十分な操作空間がとれず，難渋することが多い．このため，EST 時に動脈性の出血など，かなりひどい出血であった際には，再度出血したときは内視鏡を行っても凝血塊が邪魔して十分に視野がとれないので再止血操作が行えず，開腹手術に切り替わる例もある．そこで，翌日にきちんと止血できているかどうか再確認し，再出血の可能性が高い場合には予防的に再止血を追加あるいは内視鏡的逆行性胆道ドレナージ（ERBD）チューブを予防的に挿入しておくと，再出血時にも乳頭部の目安にできることがある．

必要物品（例）

⇒“内視鏡的逆行性胆道膵管造影（ERCP)”参照

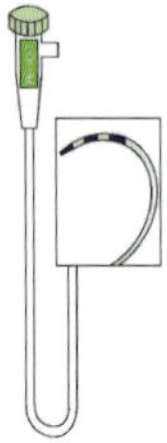

ERCP 造影
チューブ

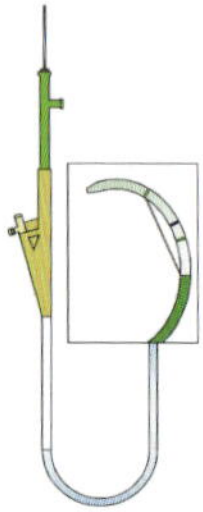

パピロトミーナイフ
（ガイドワイヤー式
3 ルーメン）
（または通常のパピ
ロトミーナイフ）

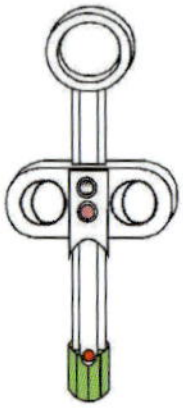

ホルダー

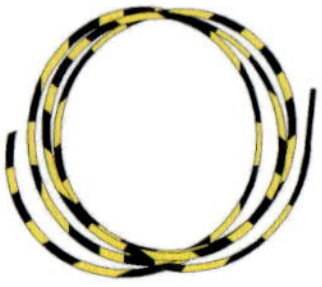

ガイドワイヤー
（ϕ0.035″）

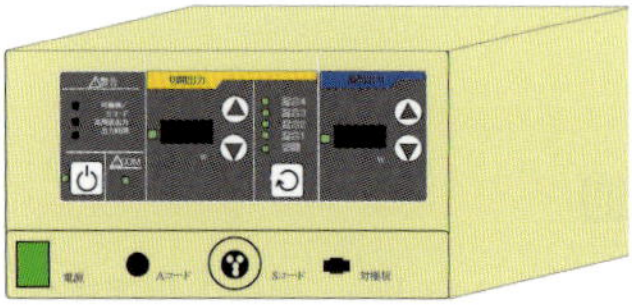

高周波電源

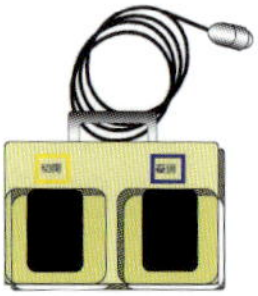

フットスイッチ

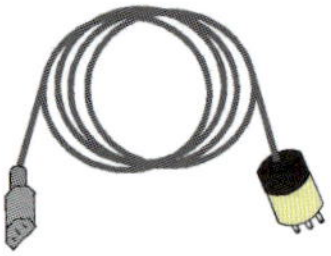

電源コード

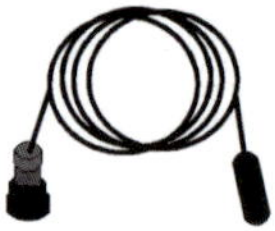

S コード

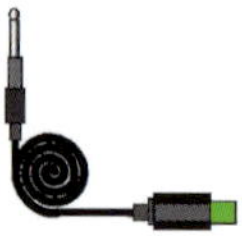

A コード

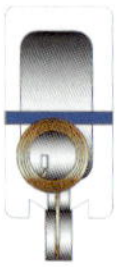

対極板

263-00569

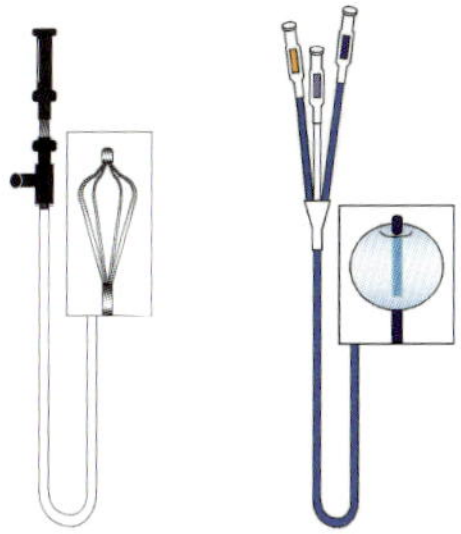

バスケット鉗子　胆道バルーン

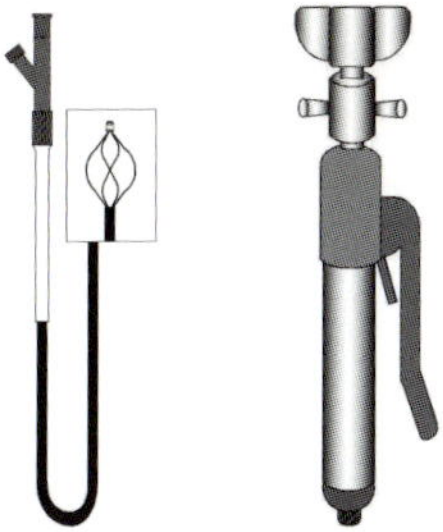

クラッシャーカテーテル

必要薬品（例）

⇒“内視鏡的逆行性胆道膵管造影（ERCP）”参照

手順（例）

手順	準備・注意点など
前処置〜胆道造影まで ⇒“内視鏡的逆行性胆道膵管造影（ERCP）”に準ずる．	
※ガイドワイヤーを使って挿入する場合 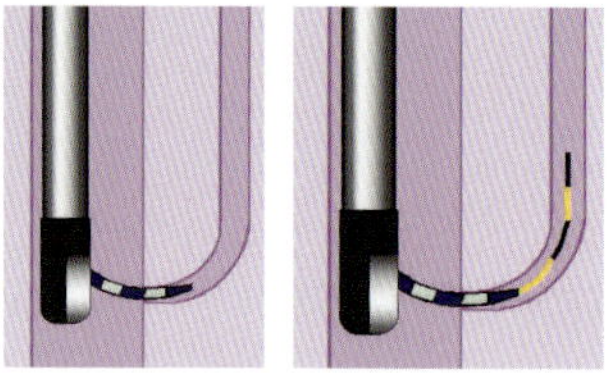 ①造影チューブの内筒を抜き，ガイドワイヤーを挿入する． ②ガイドワイヤーを胆管に留置し，造影チューブを抜去する．	●ガイドワイヤーの先端（軟らかいほう）を施行医に渡す． ●造影チューブはすぐ使えるよう，内筒をセットしておく．
パピロトミーナイフ挿入 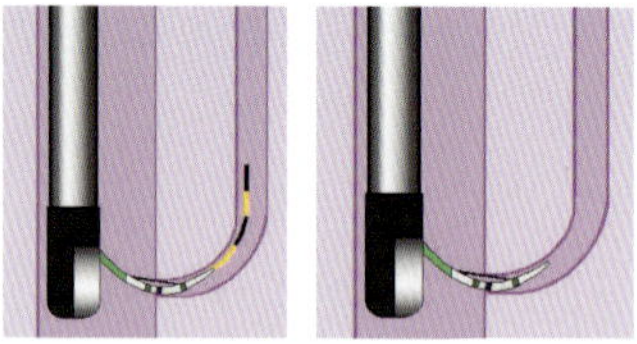 ①ガイドワイヤーに沿ってパピロトミーナイフを挿入する． ②パピロトミーナイフを残して，ガイドワイヤーを抜去する．	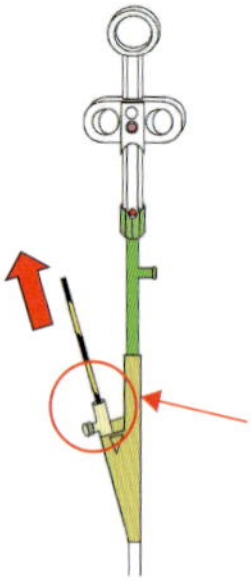

263-00569

手順	準備・注意点など
ファーター乳頭切開 ①パピロトミーナイフの刃が 1/4 程度，乳頭部へ挿入された状態でハンドル操作を行い，11〜12 時の方向に切開する（安易にプレカットしない）． ②施行医が高周波電流を通電し，切開する．	**高周波装置の準備** ⇒ "ポリペクトミー" 参照 ●対極板を装着する． ●設定を確認する．

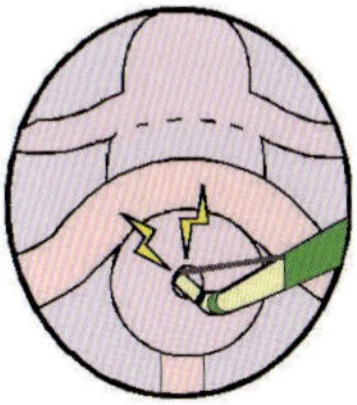

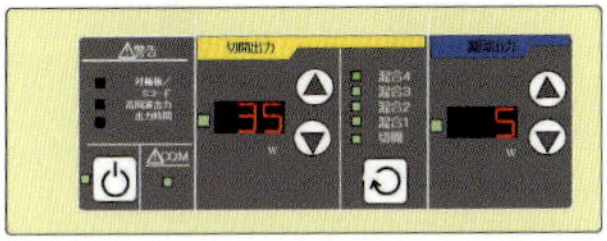

必要に応じパピロトミーナイフを各種準備する──パピロトミーナイフ例

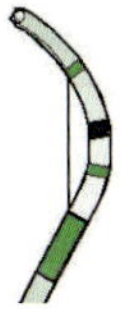

先端に X 線不透過チップを装備	切開ワイヤーの手元半分を被覆させ，乳頭周辺組織の損傷を防ぐタイプ	プッシュタイプ ワイヤーを押し込みナイフを立て切開	プルタイプ ワイヤーを引いてナイフを弓状にして切開

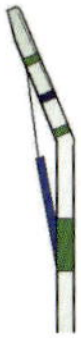

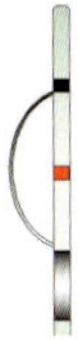

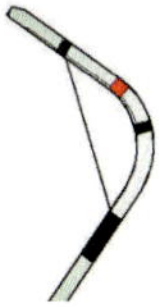

<table>
<tr><th>手順</th><th>準備・注意点など</th></tr>
<tr><td>

バスケット鉗子による採石・砕石

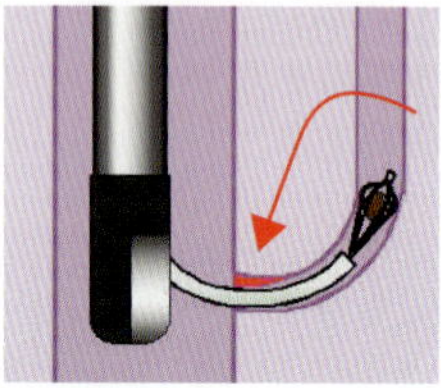

①透視装置で確認しながら，バスケット鉗子を挿入する．
②把持し，排石する（小結石）．
③結石を把持し，砕石する．</td><td>●バスケット鉗子の型，サイズを確認しておく．
●シャフトの細いバスケットカテーテルを使うと押し戻す力が弱いため，バスケット嵌頓に陥りやすい．小結石以外にはシャフトの太いものを用いる．</td></tr>
<tr><td>

胆道バルーンによる採石

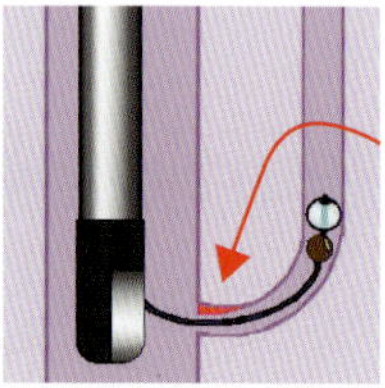

①結石を越えて胆道バルーンを挿入する（必要時，ガイドワイヤーを使用する）．
②X 線透視装置で確認しながら，バルーンを拡張する．
③バルーンで結石を排石する．</td><td>●胆道バルーンが破損していないか確認しておく．
●注入する空気の量を確認しておく．

合併症対策
急性膵炎：ただちに重症度判定を行い，ガイドラインに沿った治療を開始する．
急性閉塞性胆管炎：これを防止するには，遺残結石の確認ができないときはドレナージチューブを挿入しておく．
穿孔：直後の穿孔の診断は難しい．疑わしいときは，CT を施行して確認する．</td></tr>
<tr><td>

終了

スコープを抜去して終了する．</td><td>●口腔内吸引の準備をする．</td></tr>
</table>

263-00569

内視鏡的逆行性胆道ドレナージ（ERBD）

内視鏡的逆行性胆道ドレナージとは

内視鏡的逆行性胆道ドレナージ（endoscopic retrograde biliary drainage；ERBD）とは，経内視鏡・経乳頭的に，胆汁の流れと逆行して，チューブを胆管と十二指腸の間に留置する方法である（内瘻法）.

適応

- 内視鏡的乳頭括約筋切開術(EST)後,結石嵌頓が危惧される場合(良性)
- 手術前の減黄（悪性）
- 手術禁忌および手術不能例に対する永続的ドレナージ（悪性）

禁忌

- 内視鏡的逆行性胆道膵管造影法（ERCP）が禁忌の患者
- 出血傾向
- ガイドワイヤー，カテーテルを挿入できないほどの閉塞のある患者

偶発症

- ERCP に伴うもの
- 胆管・十二指腸の損傷
- 膵管の閉塞
- チューブの脱落・嵌頓

看護の実際

⇒“内視鏡的乳頭括約筋切開術（EST）”に準ずる.

検査前

- 多様な処置具を使用することが多いため,処置具の確認をしておく.

検査中

- 一般状態，バイタルサインを観察する.

263-00569

●感染防止のため，滅菌された器具を用いる.

検査後

●患者の安静保持を図る.

●自覚症状の有無を確認する.

●内瘻のためチューブの状態が確認できないので，患者の病態に注意する.

必要物品（例）

⇒“内視鏡的逆行性胆道膵管造影法（ERCP）”参照

- X 線透視装置
- 電子スコープ（側視鏡）

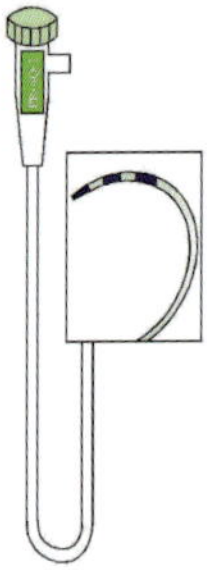

造影チューブ（各種）

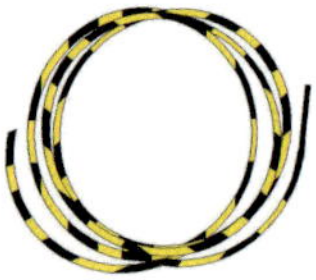

ガイドワイヤー

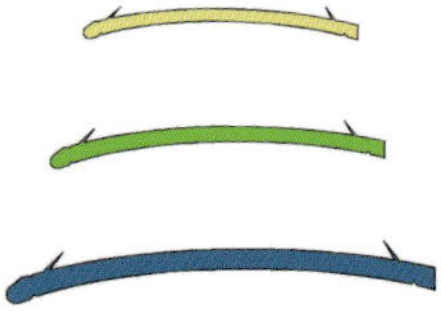

ERBD チューブ（各種）

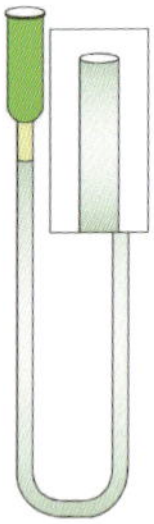

プッシャーチューブ（各種）

必要薬品（例）

⇒“内視鏡的逆行性胆道膵管造影法（ERCP）”に準ずる．

手順（例）

手順	準備・注意点など
前処置～胆道造影まで ⇒ "内視鏡的逆行性胆道膵管造影法（ERCP）"に準ずる.	● （必要時）狭窄部のブラッシングによる細胞診や生検，胆汁・膵液の採取を行うことがあるため，物品の確認をしておく.
ガイドワイヤー挿入 ①造影チューブの内筒を抜き，ガイドワイヤーを挿入する. ②ガイドワイヤーを，狭窄部を越えて留置し，造影チューブを抜去する.	● ガイドワイヤーの先端（軟性部）を施行医に渡す. ● 造影チューブはすぐ使えるよう，内筒をセットしておく.

ERBD チューブの選択

必要に応じ，ENBD（内視鏡的経鼻胆管ドレナージ）チューブを各種・各サイズ準備する.

ENBD チューブ例

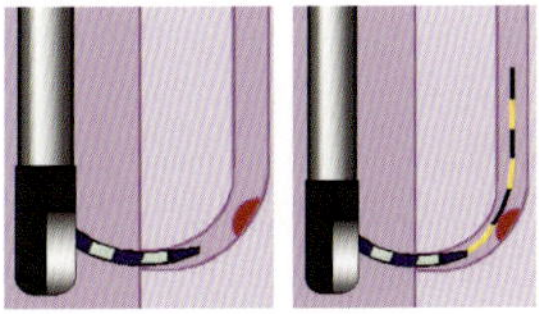

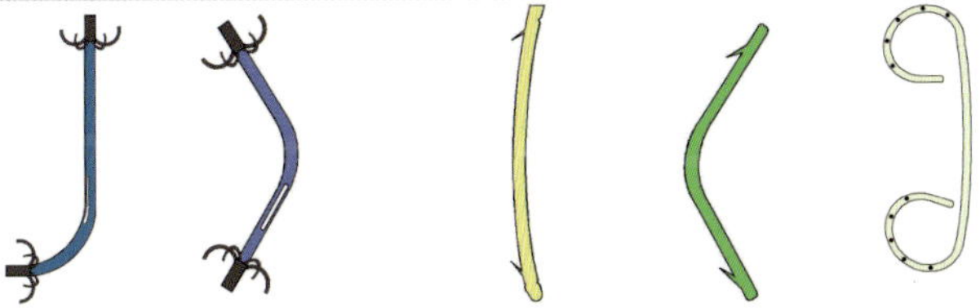

二層構造　　　　　　　　　　　　フッ素系樹脂使用
側方屈曲　中央屈曲　　ストレート　中央屈曲　ピッグテール

手順	準備・注意点など
EST 施行（必要時） ⇒ "内視鏡的乳頭括約筋切開術（EST）"参照	

手順	準備・注意点など
胆道狭窄部の拡張（必要時） ⇒“内視鏡的胆道拡張術”参照	
ERBD チューブ挿入 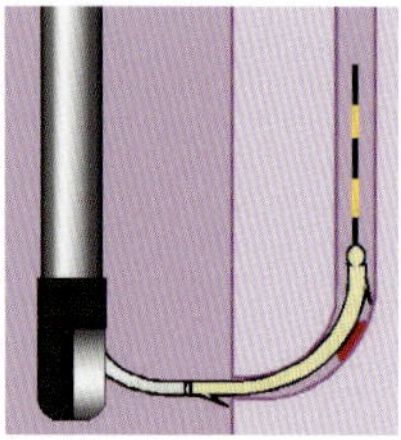 ①ガイドワイヤーに沿って ERBD チューブを挿入する． ② X線透視装置で確認しながら，ERBD チューブを同じサイズのプッシャーチューブで押し進めていく．	●ERBD チューブに損傷がないか確認する． ●プッシャーチューブに蒸留水をフラッシュしておくと，挿入がスムーズになる． （必要時） ①使用する ERBD チューブに穴開け器で側孔を作る． 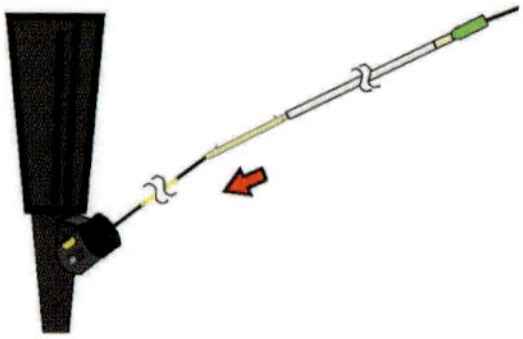 ②ガイドワイヤーに ERBD チューブ，プッシャーチューブの順で挿入する．
観察 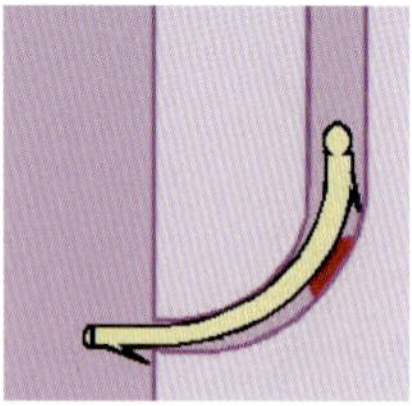 ①造影剤，胆汁の排出があること，胆管内腔が開口していることを確認する． ②乳頭部の状態を観察する．	
終了 スコープを抜去して終了する．	●口腔内吸引を準備する．

263-00569

内視鏡的経鼻胆管ドレナージ（ENBD）

内視鏡的経鼻胆管ドレナージとは

内視鏡的経鼻胆管ドレナージ（endoscopic nasobiliary drainage；ENBD）とは，内視鏡を用いて経乳頭的に胆管内に入れたチューブを，上部消化管を介して経鼻的にドレナージする方法である（外瘻法）．

適応

- 閉塞性胆管炎の減圧
- 胆管洗浄，抗生物質注入
- 胆石溶解療法

禁忌

- 内視鏡的逆行性胆道膵管造影（ERCP）が禁忌の患者
- 出血傾向
- ガイドワイヤー，カテーテルを挿入できないほどの閉塞のある患者

偶発症

- ERCP に伴うもの
- 胆管・十二指腸の損傷
- 膵管の閉塞
- 鼻炎，咽喉炎

看護の実際

⇒“内視鏡的乳頭括約筋切開術（EST）”に準ずる．

検査前

- 多様な処置具を使用することが多いため，処置具の確認をしておく．

検査中

- 一般状態，バイタルサインを観察する．
- 感染防止のため，滅菌された器具を用いる．

● たくさんの処置具を使用するため，処置具スタンドなどを使用し，清潔に管理する．

検査後

● 患者を安静保持する．
● 鼻腔から出したチューブがよじれないよう注意する．
● 体動などでチューブが抜去されないよう，固定をしっかり行う．
● 最後に，胆汁が流出しているかどうか確認する．

必要物品（例）

⇒“内視鏡的逆行性胆道膵管造影（ERCP）”参照

- X 線透視装置
- 電子スコープ（側視鏡）

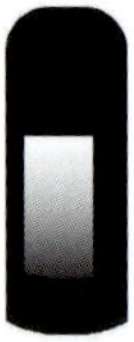

先端キャップ

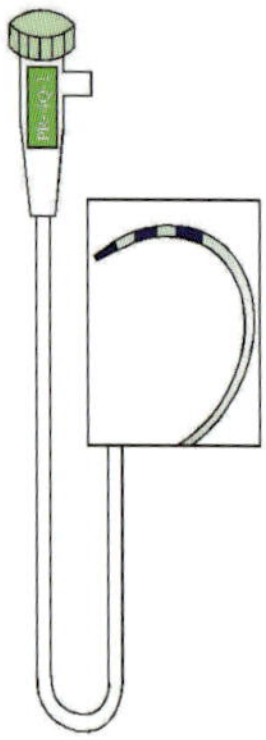

造影チューブ（各種）

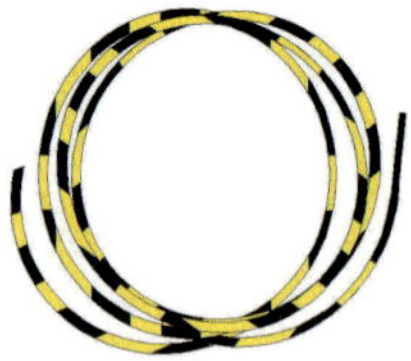

ガイドワイヤー

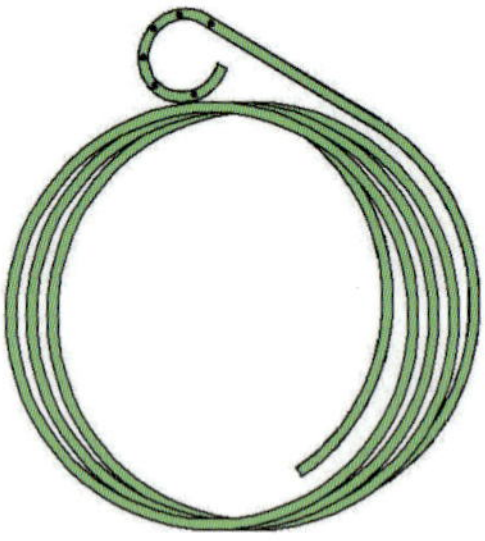

ENBD チューブ

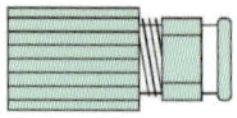

アダプター

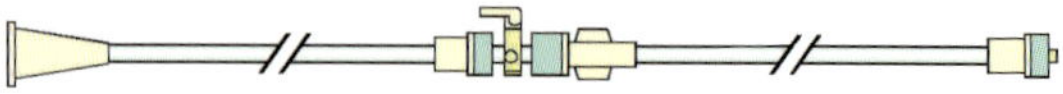

ドレナージ接続チューブ

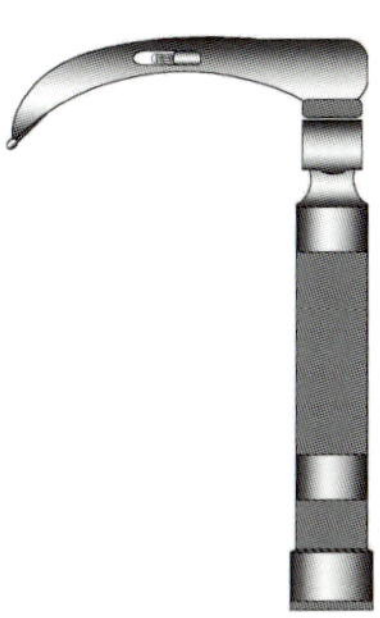

喉頭鏡

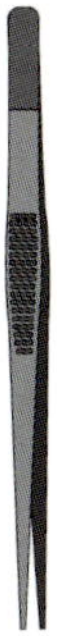

長鑷子

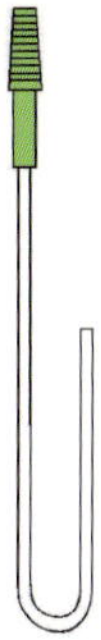

14 Fr 吸引カテーテル

必要薬品（例）

⇒“内視鏡的逆行性胆道膵管造影（ERCP）”に準ずる．

手順（例）

手順	準備・注意点など
前処置～胆道造影まで ⇒“内視鏡的逆行性胆道膵管造影（ERCP）”に準ずる．	● （必要時）狭窄部のブラッシングによる細胞診や生検，胆汁・膵液の採取を行うことがあるため，物品の確認をしておく．
ガイドワイヤー挿入 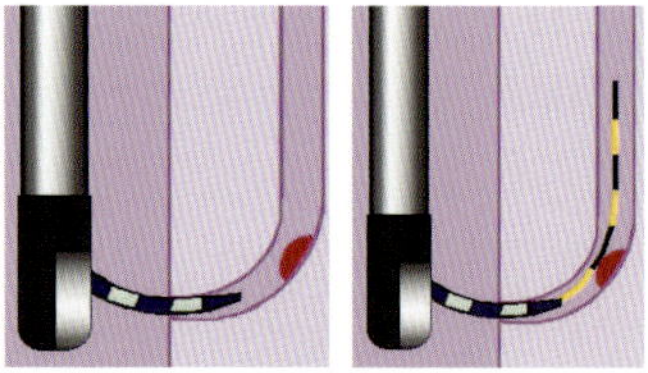 ①造影チューブの内筒を抜き，ガイドワイヤーを挿入する． ②ガイドワイヤーを，狭窄部（結石のある部分）を越えて肝内胆管まで挿入し，造影チューブを抜去する．	●ガイドワイヤーの先端（軟性部）を施行医に渡す． ●造影チューブはすぐ使えるよう，内筒をセットしておく．
EST 施行（必要時） ⇒“内視鏡的乳頭括約筋切開術（EST）”参照	
胆道狭窄部の拡張（必要時） ⇒“内視鏡的胆道拡張術”参照	

263-00569

手順	準備・注意点など

ENBD チューブの選択

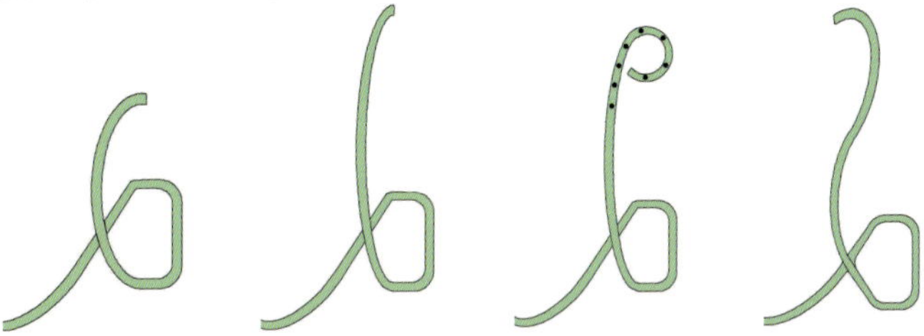

ショートα型	α型	ピッグテール型	逆α型
チューブを総胆管にとどめる場合に適する	先端を右肝内胆管まで挿入する場合に適する	チューブを総胆管にとどめる場合に適する	先端を左肝内胆管まで挿入する場合に適する

ENBD チューブ挿入

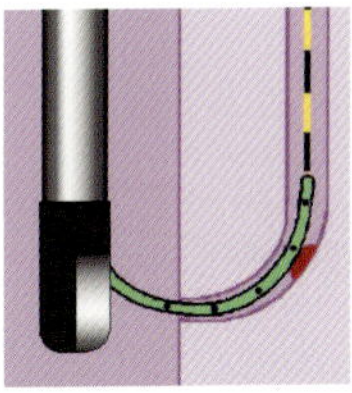

①ガイドワイヤーに沿って ENBD チューブを挿入する.

②X 線透視装置で確認しながらゆっくりと進め, 狭窄部（結石のある部分）より上部まで挿入する.

③チューブ先端を目的位置まで進めた後, ガイドワイヤーをゆっくりと抜去する.

④チューブが抜けないように保持しながら内視鏡を抜去し, X 線透視装置で位置を確認する.

- ENBD チューブの各種・各サイズを準備しておく.
- ENBD チューブに損傷がないか確認する.
- ENBD チューブに蒸留水をフラッシュしておくと, 挿入がスムーズになる.

<table>
<tr><th>手順</th><th>準備・注意点など</th></tr>
<tr><td>チューブの固定
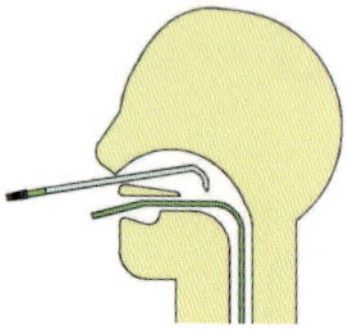
① 潤滑剤を塗布した吸引チューブを鼻孔から挿入し，喉頭鏡，長鑷子を使用し口から出す．
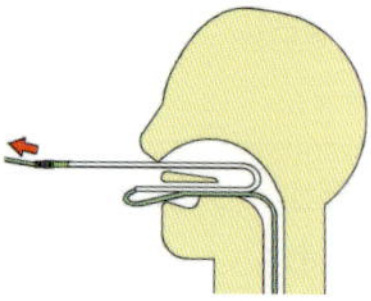
② 吸引チューブの端に ENBD チューブの端を挿入し，鼻側の端からチューブが出てくるまで進める．
③ テープで ENBD チューブをしっかり固定する．</td><td>●喉頭鏡の確認をしておく．
●吸引チューブに潤滑剤を塗布する．
●固定用のテープを準備しておく．</td></tr>
<tr><td>終了
ENBD チューブにアダプターを再度取り付け，ドレナージ接続チューブ，排液バッグを取り付ける．</td><td>●胆管狭窄の部位や程度にもよるが，最近は ENBD より ERBD が頻用される傾向がある．</td></tr>
</table>

263-00569

経皮的経胆管ドレナージ（PTCD）

経皮的経胆管ドレナージとは

経皮的経胆管ドレナージ（percutaneous transhepatic cholangio drainage；PTCD）とは，右季肋部の疼痛および全身状態，食欲不振，黄疸などの症状を伴う閉塞性黄疸の場合に，経皮・経肝的に肝内胆管の胆汁ドレナージを行い減黄する方法である．

適応

- 閉塞性胆管炎の減圧

禁忌

- 出血傾向

偶発症

- 胆道内出血
- 胆管炎

看護の実際

検査前

- 検査着は前開きのものに着替えてもらう．
- 多様な処置具を使用することが多いため，処置具の確認をしておく．
- 深呼吸や息止めが必要なことを事前に説明し協力を得る．
- 一般状態の観察とバイタルサインのチェックを行う．
- 血管確保を行う．

検査中

- 一般状態，バイタルサインを観察する．
- 感染防止のため，清潔区域として行う．
- 痛みを訴え，不用意に手を出したりすることがあるため，注意して観察し，必要時は鎮静薬を使用する．

検査後

- 患者の安静保持を図る．
- 体動などでチューブが抜去されないよう，固定をしっかり行う．
- カテーテルから出る胆汁の量，性状などの観察を行う．

必要物品（例）

- X 線透視装置
- エコー使用

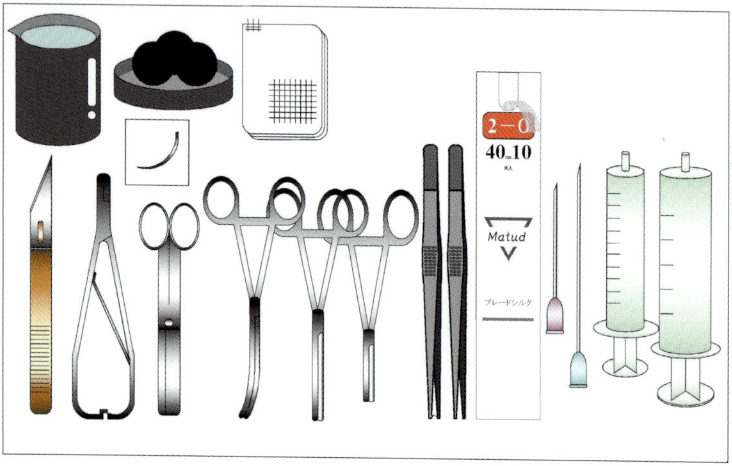

縫合セット

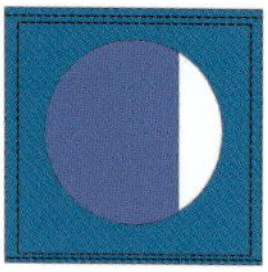

穴あきシーツ

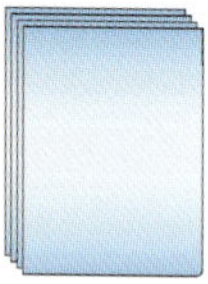

エコー清潔
カバー

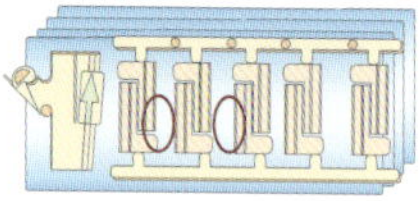

ニードルガイド
アタッチメント
エコー滅菌プローブシース

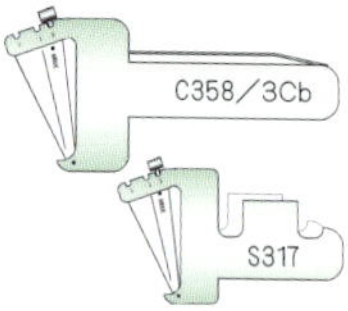

エコー
アタッチメント

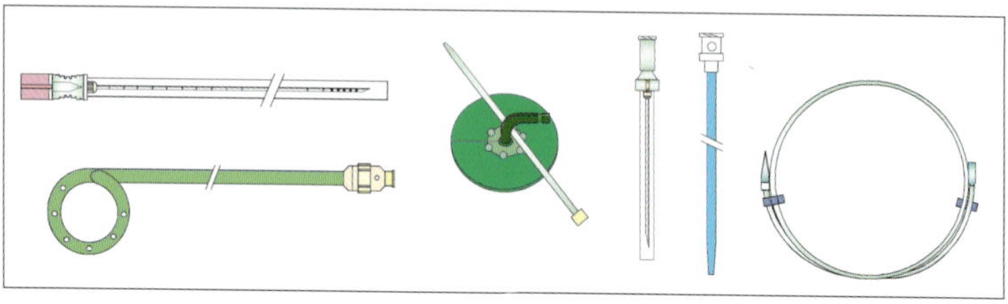

PTCD キット

263-00569

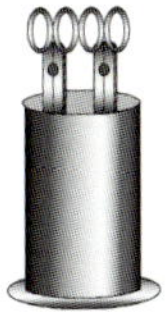

鉗子立て

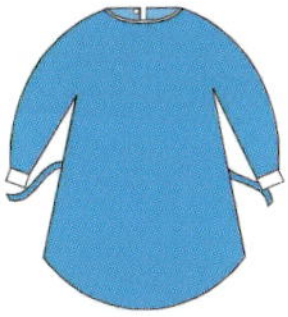

Dr. 用滅菌ガウン

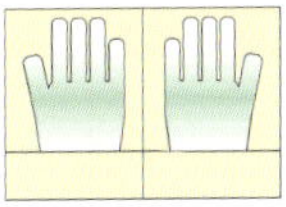

滅菌手袋

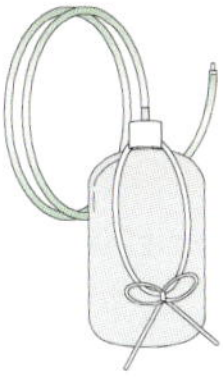

ドレナージ
ボトル

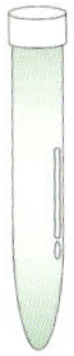

滅菌
スピッツ

必要薬品（例）

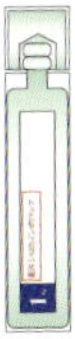

1%リドカイン

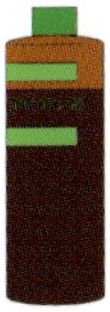

ポビドンヨード液

ハイポアルコール

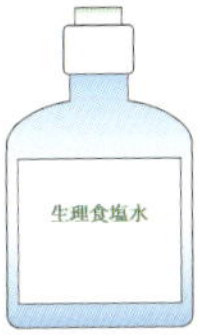

生理食塩水 100 ml

造影剤

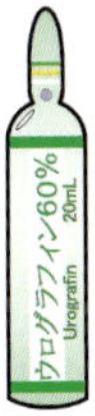

アミドトリゾ酸ナトリウムメグルミン
（60%ウログラフィン®）

手順（例）

手順	準備・注意点など
消毒～ドレーピング 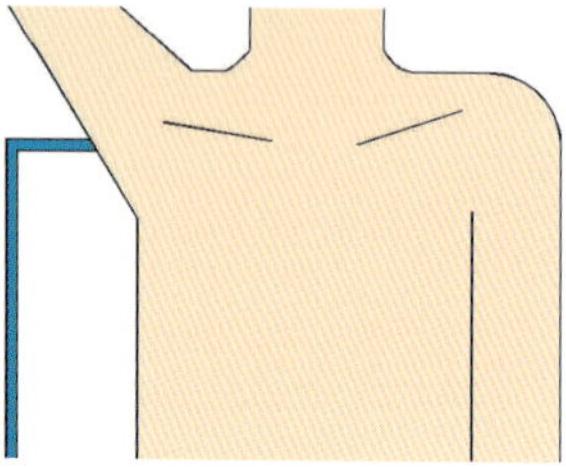 ①仰臥位で右上肢を上げる． ②エコーにて穿刺部位を確認する． ※第 7～8 肋間腔 ③右側の側胸部を消毒する． ④清潔シーツで覆う．	●右側の側胸部に汚染防止シーツを敷いておく． ●エコーアタッチメントのサイズを確認し，取り付ける． ●エコー後，消毒の前にティッシュペーパーでゼリーの汚染を除去する． ●執刀医は清潔手袋，清潔ガウンを装着する．
穿刺 ①エコーで確認しながら，ニードルガイドアタッチメントを介し，局所麻酔をする． ②尖刃刀にて皮膚切開をする． ③エコーで確認しながら，ニードルガイドアタッチメントを介し穿刺針で穿刺する． ※穿刺時は患者に呼吸を止めてもらう． ④肝内胆管穿刺，胆汁の吸引を確認する． ⑤(必要時) 胆汁を採取し，検体を検査に出す．	●ニードルガイドアタッチメントは，穿刺針より 1 サイズ大きいものを準備する． 例）18 G 穿刺針→17 G ニードルガイドアタッチメント ●局所麻酔（1%キシロカイン®）の介助をする． ●検体提出の準備をする． ※細胞診，一般細菌培養，嫌気性培養など

263-00569

手順	準備・注意点など
PTCD チューブの留置 ①エコー下で目標とする胆管を抽出し，穿刺針の先端を胆管内におく． ②内筒を抜き，透視装置で確認しながらガイドワイヤーを挿入する． ③ガイドワイヤーを残し，穿刺針の外筒を抜く． ④ガイドワイヤーに沿ってダイレーターを進め，拡張する． ⑤ダイレーターを抜去する． 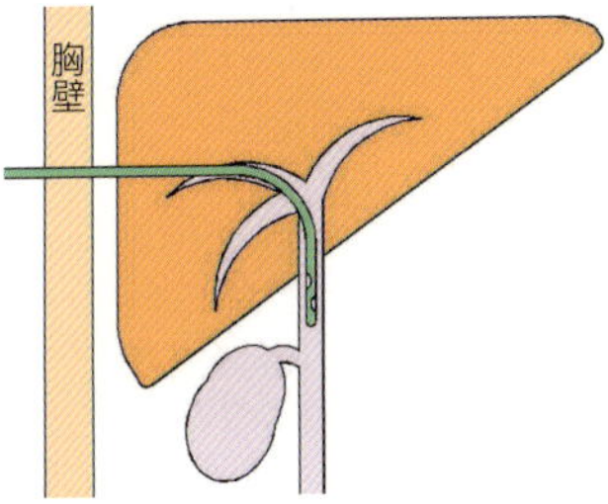 ⑥透視装置で確認しながら，ガイドワイヤーに沿って PTCD チューブを挿入する． ⑦胆汁を十分吸引する．	●必要時，PTCD チューブを介して胆道造影を行う．
PTCD チューブの固定 ①固定板を付け，縫合糸にて固定する． ②PTCD チューブを G ボトルに接続する． ③ドレナージチューブをテープでしっかり固定する．	
終了	●ハイポアルコールにてポビドンヨード液を除去する．

263-00569

経皮内視鏡的胃瘻造設術（PEG）

経皮内視鏡的胃瘻造設術とは

経皮内視鏡的胃瘻造設術（percutaneous endoscopic gastrostomy；PEG）とは，内視鏡を用いて腹壁外と胃内腔との間に瘻孔を形成する手術法である．

適応

- 自力での経口摂取が不能
  - 意識障害：脳血管障害，その他の神経疾患，頭部外傷，その他の脳外科的疾患
  - 筋力低下：筋萎縮性側索硬化症（ALS），その他の神経・筋疾患
  - 通過障害：咽喉頭腫瘍，食道腫瘍など
  - 開口障害：顔面外傷など
- 胃の減圧目的
- 身体活動度の高い患者における長期の経腸栄養（クローン病など）
- 誤嚥性肺炎を繰り返す場合

禁忌

- 通常の内視鏡検査の絶対禁忌
- 内視鏡が通過不可能な咽頭・食道狭窄
- 胃前壁を腹壁に接近できない状況
- 補正できない出血傾向
- 消化管閉塞（減圧ドレナージ目的以外の場合）

263-00569

PEG の種類

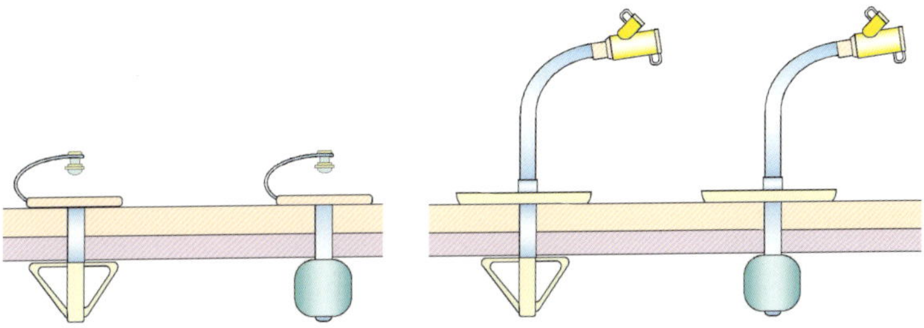

次の 4 タイプの組み合わせがある．

外部ストッパー：ボタン型，チューブ型

内部ストッパー：バンパー型，バルーン型

PEG の方式

イントロデューサー法

体表よりトロカール針を穿刺し，シースより PEG カテーテルを挿入する方法である．

セルディンガー法

体表からの 4 点胃壁固定を行い，ダイレーターで拡張後，直接，体表より PEG カテーテルを挿入する方法である．

プル法

体表よりセルディンガー針を穿刺し，ワイヤーを挿入して口腔外へ引き出す．PEG カテーテルをワイヤーに接続し，腹壁より引き出す方法である．

プッシュ法

体表よりセルディンガー針を穿刺し，ワイヤーを挿入して口腔外へ引き出す．PEG カテーテルをワイヤーに沿わせて腹壁へ押し込んでいく方法である．

看護の実際

検査前

⇒“上部消化管内視鏡検査”に準ずる．

- プル法，プッシュ法では常在菌による感染を防ぐため口腔内清拭を行い，できるかぎり清潔にしておく．

検査中

- 一般状態，呼吸状態，循環状態に注意する．
- 体動に注意し観察する．
- 仰臥位での処置となるため，唾液などの口腔内貯留液の誤嚥に注意する．
- 痛みなどの自覚症状を観察する．

検査後

- 患者の疼痛や創部を観察する．
- PEG カテーテルの固定時は，皮膚の圧迫阻血に注意し固定する．

263-00569

イントロデューサー法

必要物品（例）

⇒“上部消化管内視鏡検査”に準ずる．

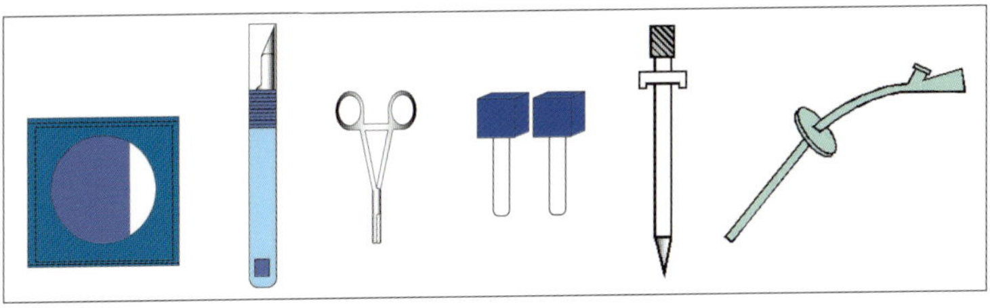

PEG キット

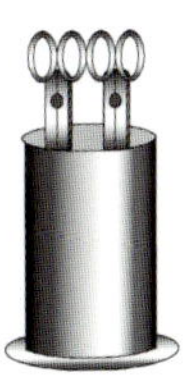

鉗子立て

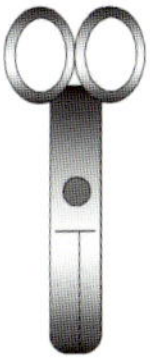

ハサミ

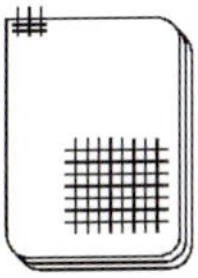

ガーゼ

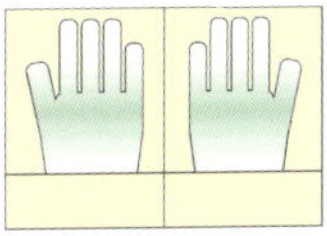

清潔手袋

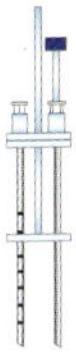

胃壁固定具

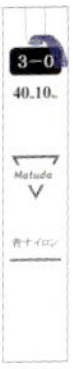

ナイロン糸

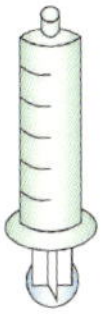

20 ml 注射器

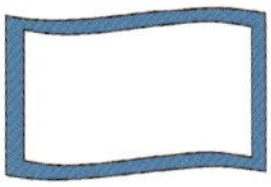

吸水シーツ

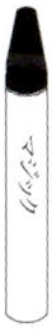

マジックペン

必要薬品（例）

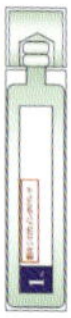

1%リドカイン
（1%キシロカイン®）

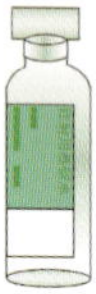

蒸留水

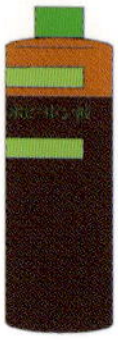

ポビドンヨード液

ハイポアルコール

前処置・セデーション

⇒“上部消化管内視鏡検査”に準ずる.

263-00569

手順（例）

手順	準備・注意点など
前処置〜スコープ挿入 ①上部消化管内視鏡検査に準ずる前処置を施行する． ②食道・胃を観察し，病変がないことを確認する． ③口から噴門までの距離を確認する． 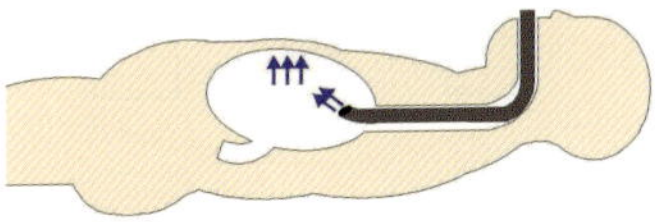 ④患者を仰臥位とし，送気して胃を膨らませ胃前壁を腹壁に密着させる．	
マーキング 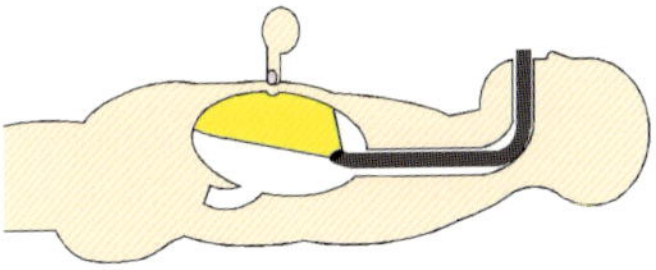 ①腹部を触診し，内視鏡で胃壁が隆起するのを観察する． ②穿刺予定部に，皮膚ペンまたはマジックペンで印をつける．	**清潔エリアの準備** ●ワゴンに滅菌 PEG セットを鉗子で開け，清潔エリアとする． ●消毒用スポンジスティックにポビドンヨード液をたらす．
皮膚消毒・ドレーピング ①穿刺部を中心に前腹壁を消毒する． ②穴あきシーツを術野に敷く．	●執刀医は清潔手袋をする． ●吸水シーツを体側に敷き，消毒液のたれ込みを防ぐ．
局所麻酔・試験穿刺 ①穿刺予定部に局所麻酔をする． ②局所麻酔の針で試験穿刺を行い，スコープで観察する．	●局所麻酔（1%キシロカイン®）の介助をする．

手順	準備・注意点など
胃壁固定 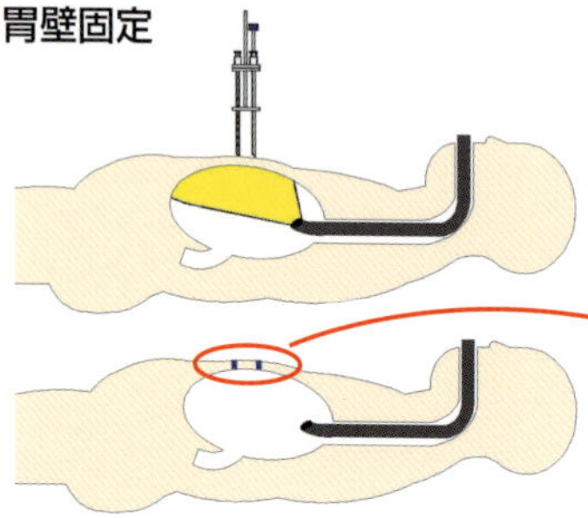 必要時，胃壁固定具にて胃壁固定を施行する．	●胃壁固定具（T ファスナー・鮒田式胃壁固定具）を準備する． 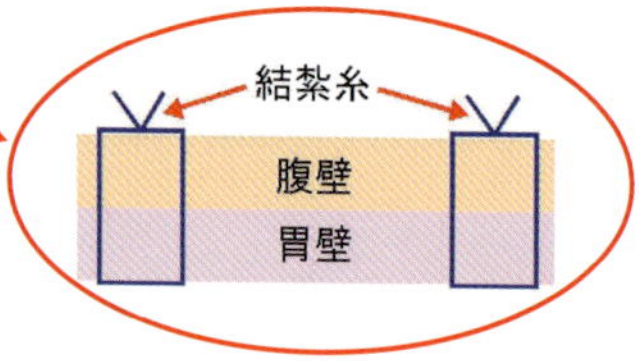
皮膚切開 ①尖刃刀で穿刺予定部を皮膚切開する． ②ペアン鉗子で切開層を広げ，皮下組織を剥離する．	
穿刺 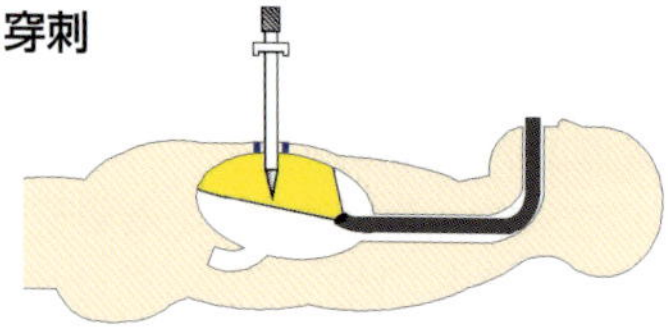 穿刺針を切開部から胃内まで穿刺する．	
PEG カテーテル挿入 ①シースより PEG カテーテルを挿入する． 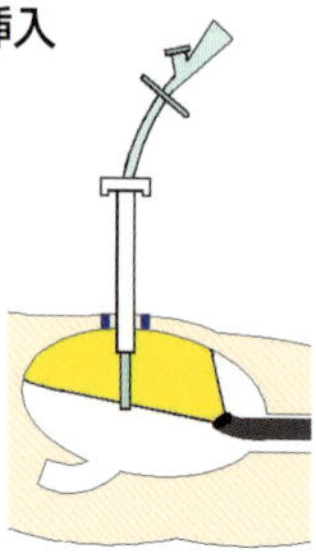	

263-00569

手順	準備・注意点など
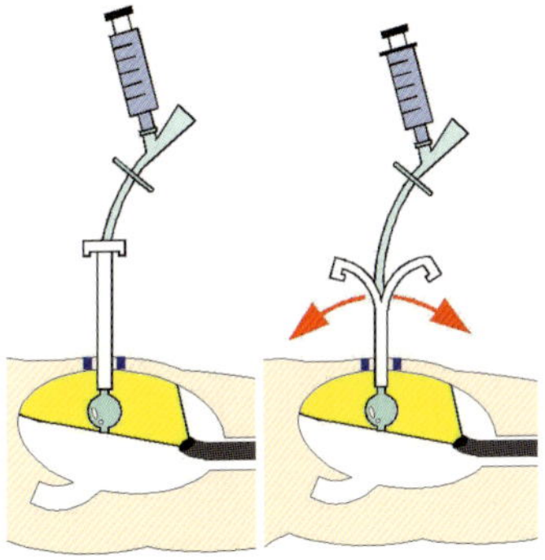 ②カフに蒸留水を注入し，外筒を裂いて除去する．	●注射器に蒸留水を吸い，カフ注入の準備をしておく．
PEG カテーテルの固定 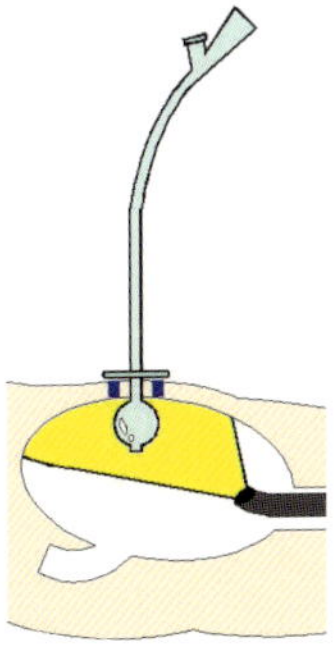 ストッパーを下げ，固定する．	
終了	●ハイポアルコールにてポビドンヨード液を除去する．

セルディンガー法

必要物品（例）

⇒“イントロデューサー法”に準ずる．

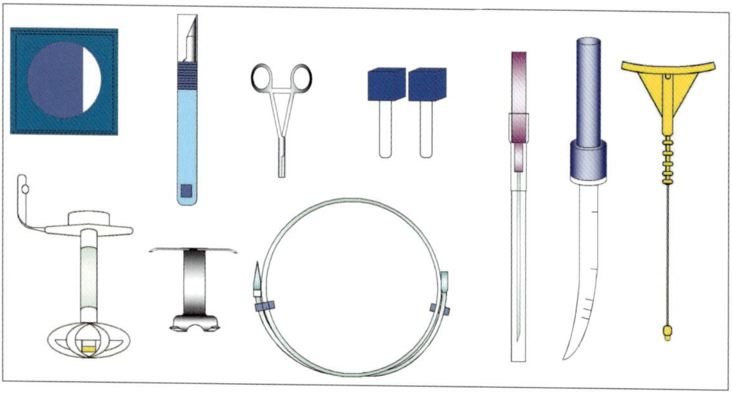

PEG キット

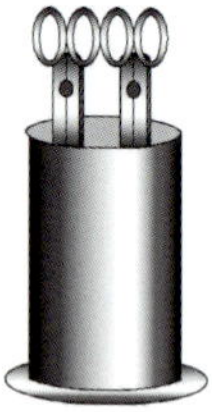

鉗子立て

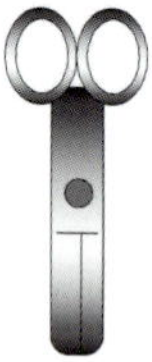

ハサミ

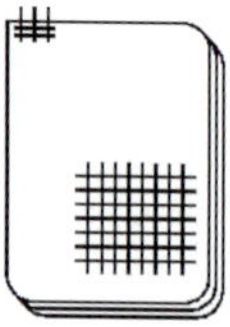

ガーゼ

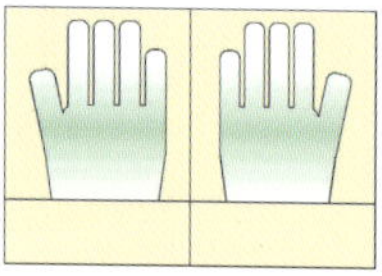

清潔手袋

263-00569

必要薬品（例）

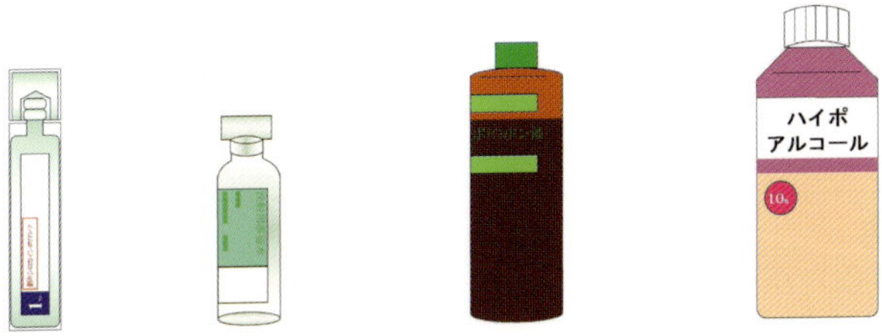

1%リドカイン（1%キシロカイン®）　蒸留水　ポビドンヨード液　ハイポアルコール

前処置・セデーション

⇒“上部消化管内視鏡検査”に準ずる．

手順（例）

手順	準備・注意点など
前処置〜胃壁固定・皮膚切開まで ⇒“イントロデューサー法”に準ずる．	
穿刺 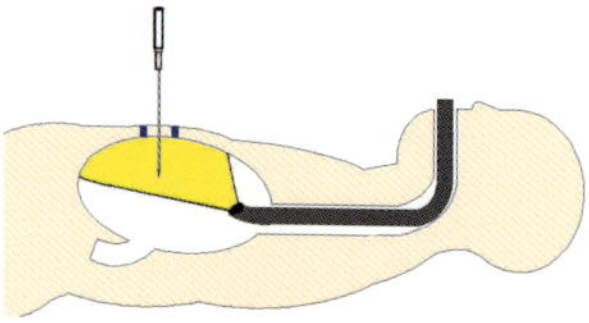 穿刺針にて穿刺を行い，内筒を抜きカニューレのみを残す．	
ガイドワイヤー挿入 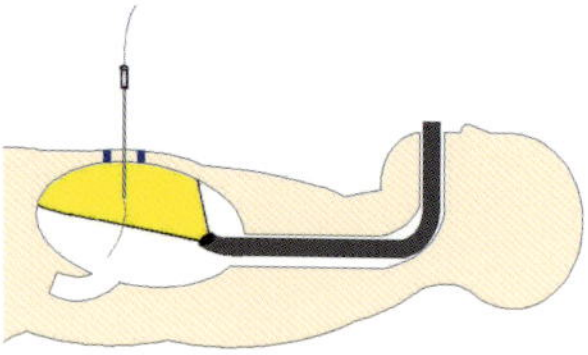 ①カニューレにガイドワイヤーを15〜20 cmほど挿入する． ②カニューレを抜去し，ガイドワイヤーのみを残す．	

263-00569

手順	準備・注意点など
ダイレーション 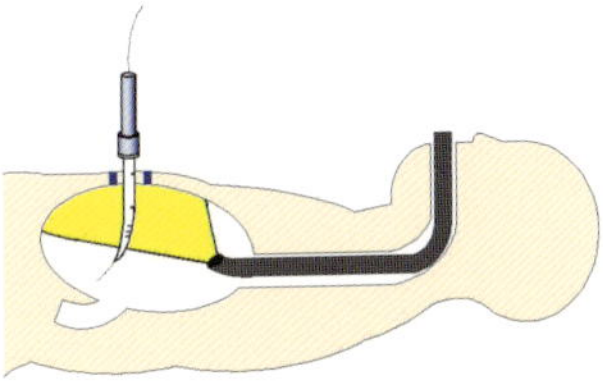 ① ダイレーター先端にガイドワイヤーを通す. ② ガイドワイヤーに沿わせてダイレーターをゆっくり押し込む. ※内視鏡にて 10 mm の目盛が確認できるまで.	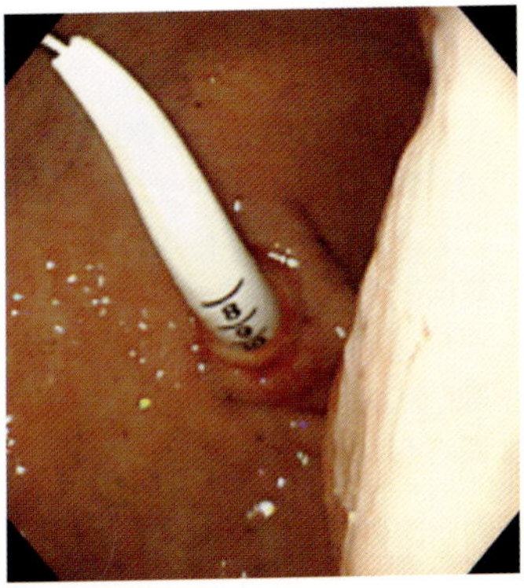
造設ボタン挿入 ① エクステンダー，グリップスターを用いて，造設ボタンを伸展ロックしておく. 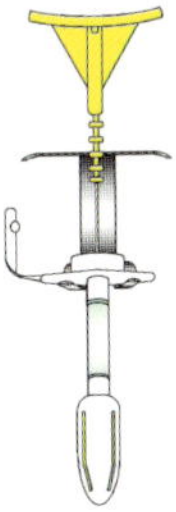 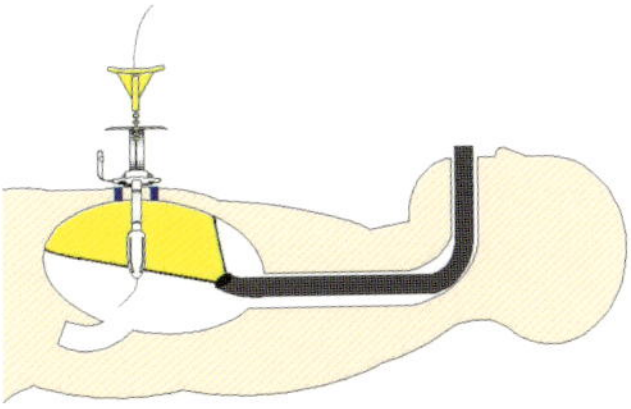 ② 伸展した造設ボタンをガイドワイヤーに沿って注意深く挿入する.	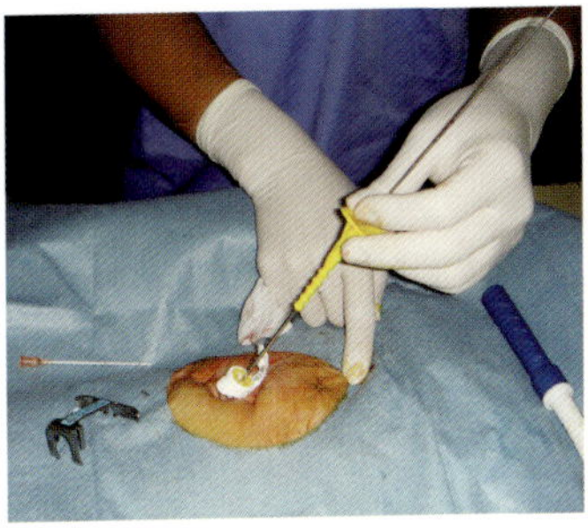

手順	準備・注意点など
③ 内視鏡にてボタンが確実に胃内に留置されたことを確認する． ④ エクステンダーを少し押し込んでロックを外し，造設ボタンからエクステンダーをガイドワイヤーと一緒に抜き取る． ⑤ グリップスターを造設ボタンから取り外し，造設ボタンのキャップを閉める．	
胃内留置の確認 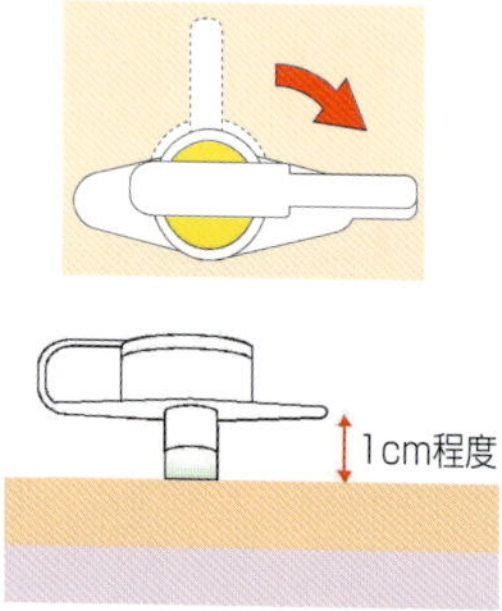 ボタンの回転および上下運動を行い，胃内に正しく留置されていることを確認する．	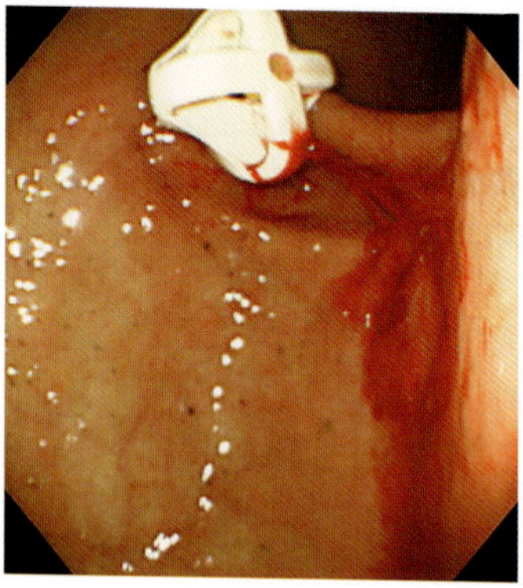
終了	●ハイポアルコールにてポビドンヨード液を除去する．

263-00569

プル法（オーバーチューブ方式）

必要物品（例）

⇒“上部消化管内視鏡検査”に準ずる.

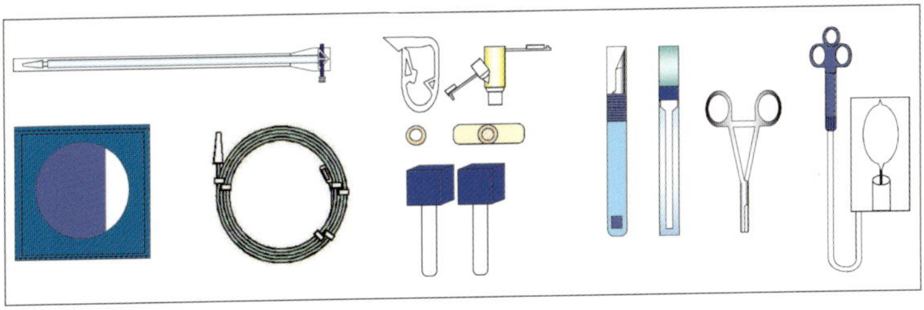

PEG キット

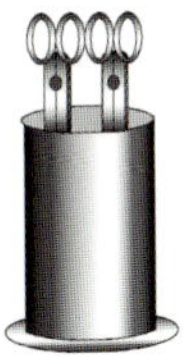

鉗子立て

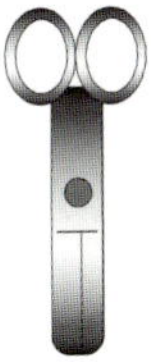

ハサミ

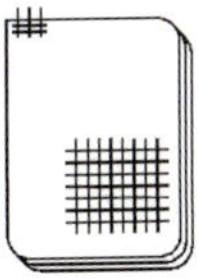

ガーゼ

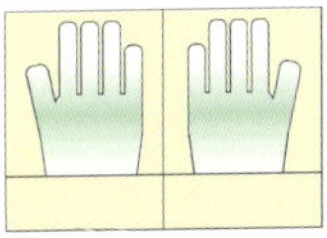

清潔手袋

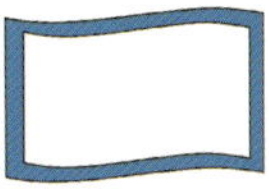

吸水シーツ

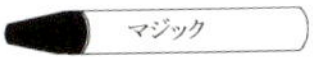

マジックペン

胃壁固定時

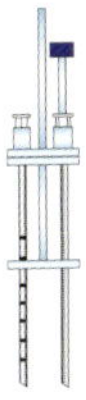

胃壁固定具

ナイロン糸

必要薬品（例）

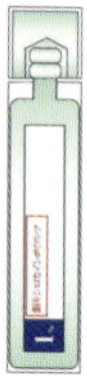

1%リドカイン
（1%キシロカイン®）

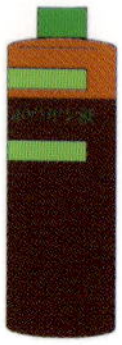

ポビドンヨード液

ハイポアルコール

前処置・セデーション

⇒“上部消化管内視鏡検査”に準ずる.

263-00569

手順（例）

手順	準備・注意点など
前処置～局所麻酔・試験穿刺まで ⇒“イントロデューサー法”に準ずる．	
胃壁固定（必要時） 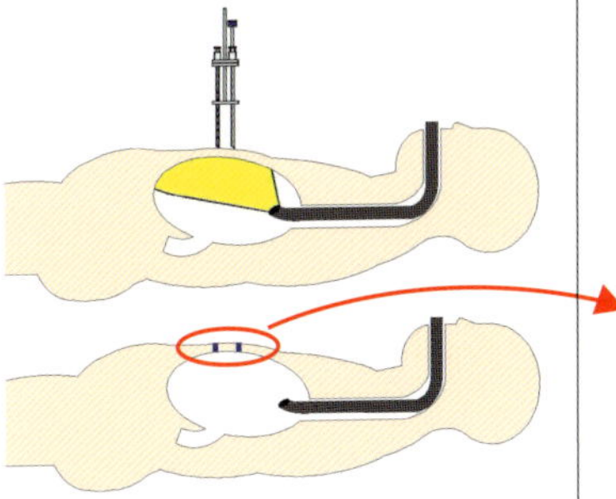 必要時，胃壁固定具にて胃壁固定を施行する．	●胃壁固定具（T ファスナー・鮒田式胃壁固定具）の準備をする． 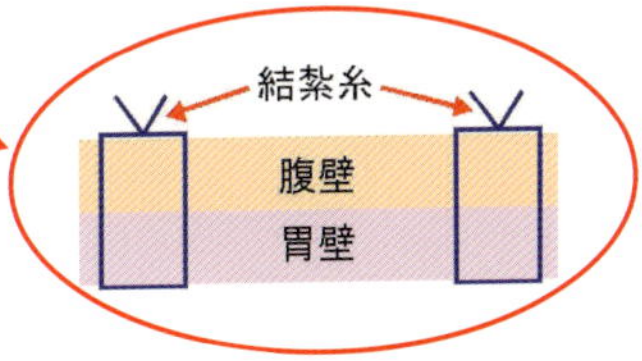
皮膚切開 ①尖刃刀で穿刺予定部を皮膚切開する． ②ペアン鉗子で切開層を広げ，皮下組織を剥離する．	
スネア挿入 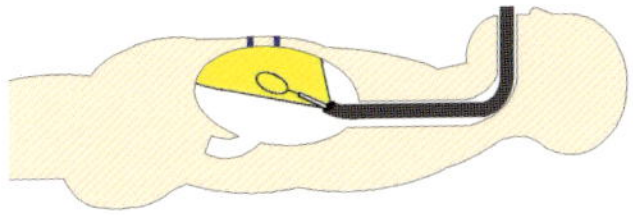 鉗子口よりスネアを挿入し，胃内で待機する．	●スネアが正常に操作できることを確認しておく．
穿刺 穿刺針を切開部から胃内まで穿刺する．	

手順	準備・注意点など
ワイヤー挿入 ① ワイヤーを通す． 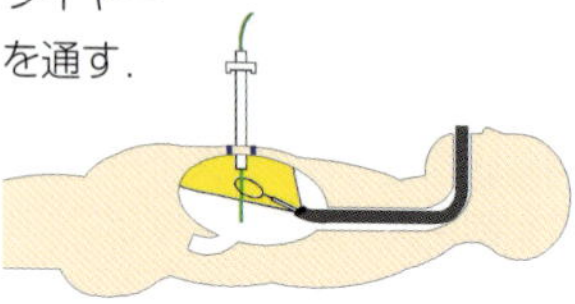 ② ワイヤーが胃内に挿入されたらスネアでつかむ． 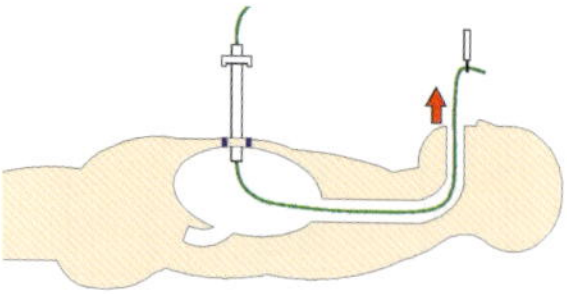 ③ ワイヤーを確認しながら，内視鏡とともに口腔外に引き出す．	

PEG カテーテル挿入

チューブとワイヤーをロックする．

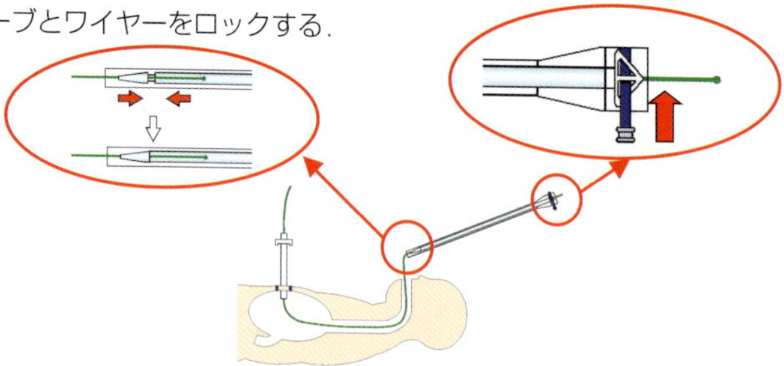

手順	準備・注意点など
①引き出したワイヤーにオーバーチューブ付きの管をかぶせ，接続する． ②腹部側のワイヤーを静かに引っ張り，オーバーチューブ付き管を胃内に引き込む．	●オーバーチューブ付き PEG チューブにキシロカイン® ゼリーを塗布しておく．

263-00569

<table>
<tr><th>手順</th><th>準備・注意点など</th></tr>
<tr><td>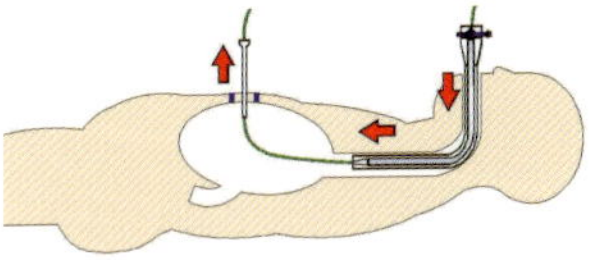
③ チューブの深度目盛を確認し，噴門まで引き込む．
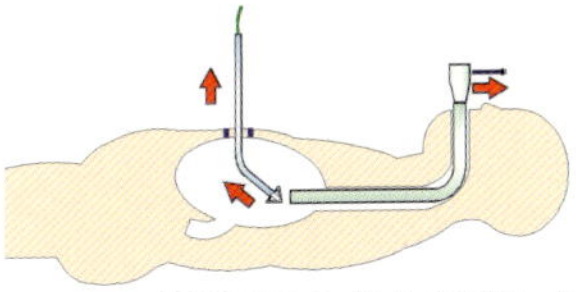
④ チューブが予定の部位に達したらワイヤーのロックを外し，PEG チューブを体外に引き抜く．
⑤ オーバーチューブを抜去した後，スコープを再度挿入し，PEG チューブの体内固定具が胃前壁に固定されていることを確認する．</td><td></td></tr>
<tr><td>固定
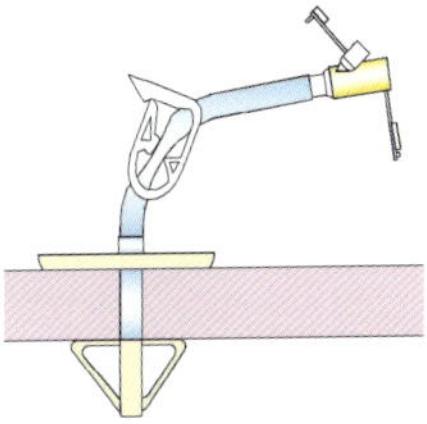
PEG チューブを腹壁から約 20 cm のところで切断し，体外固定具，保持バンド，アダプター，クランプを装着する．</td><td></td></tr>
<tr><td>終了</td><td>●ハイポアルコールにてポビドンヨード液を除去する．</td></tr>
</table>

263-00569

内視鏡下胃瘻交換――バンパー型

- バンパー型では 4〜6 カ月ごとを交換の目安とする.
- 初回交換では内視鏡の使用が勧められる.

必要物品（例）

⇒ “上部消化管内視鏡検査” に準ずる.

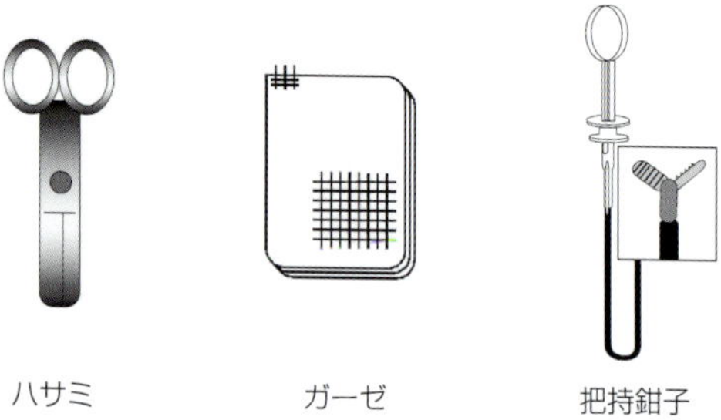

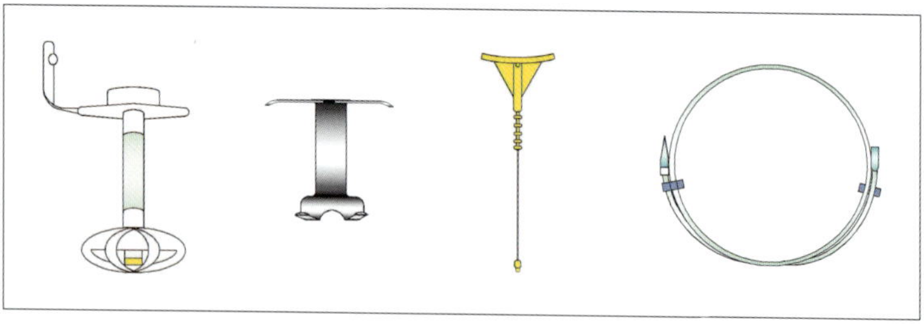

新しい PEG キット交換用 “カンガルーボタンⅡ®”

263-00569

手順（例）

手順	準備・注意点など
前処置～スコープ挿入まで ⇒イントロデューサー法に準ずる． ① PEG カテーテルの胃内部の状態を観察する． ② カテーテルによる潰瘍，出血などがないか観察する．	
PEG カテーテル抜去 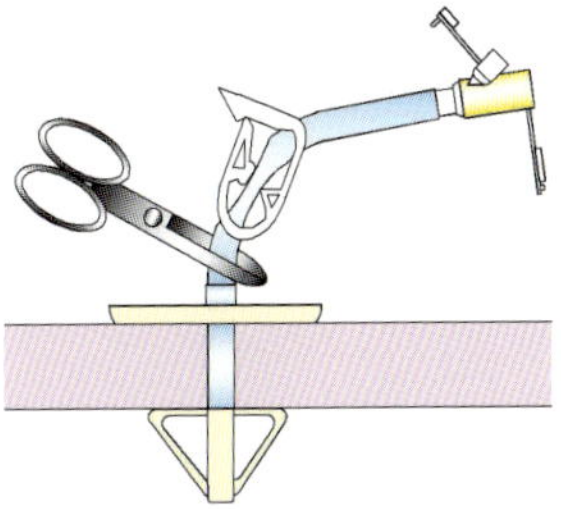 ハサミで PEG カテーテルの体外部をカットする．	ガイドワイヤーを瘻孔部にすぐ挿入できるよう準備しておく．
ガイドワイヤー挿入 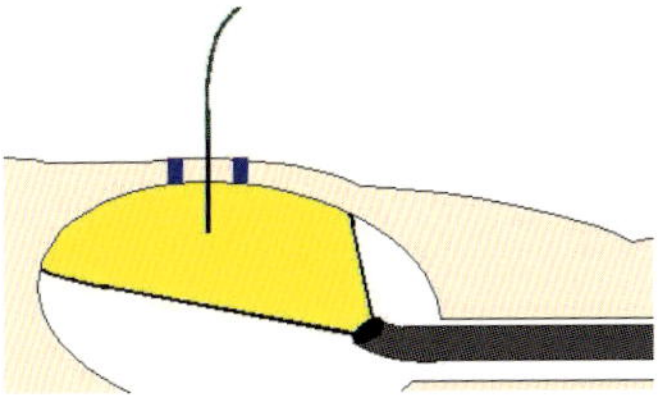 瘻孔部を消毒し，ガイドワイヤーを挿入する．	

<table>
<tr><th>手順</th><th>準備・注意点など</th></tr>
<tr><td>

造設ボタン挿入

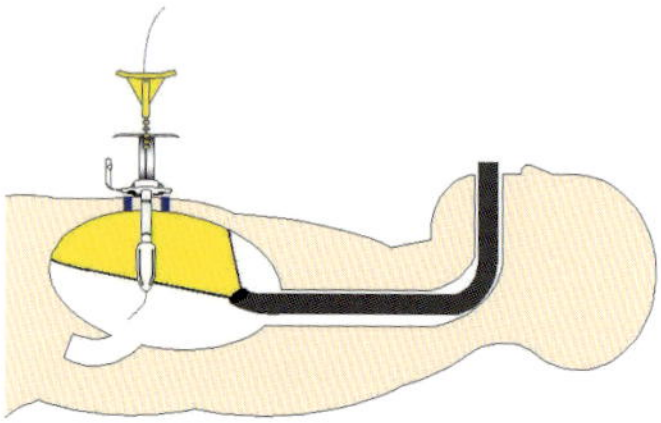

① 伸展した造設ボタンをガイドワイヤーに沿って注意深く挿入する.
② スコープにてボタンが確実に胃内に留置されたことを確認する.
③ エクステンダーを少し押し込んでロックを外し，造設ボタンからエクステンダーをガイドワイヤーと一緒に抜き取る.
④ グリップスターを造設ボタンから取り外し，造設ボタンのキャップを閉める.

</td><td>

●エクステンダー，グリップスターを用いて，造設ボタンを伸展ロックしておく.

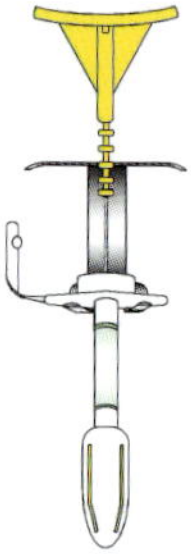

</td></tr>
<tr><td>

内視鏡での回収

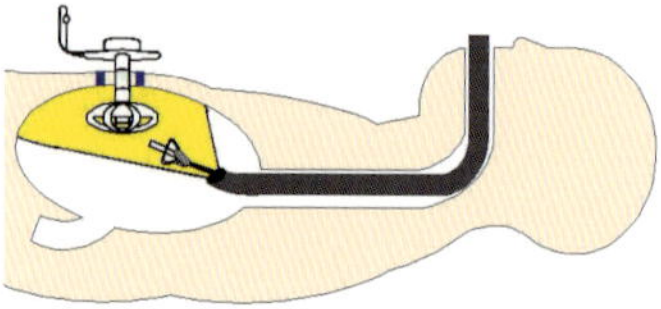

PEG カテーテルの体内部分を把持鉗子で回収する.

</td><td></td></tr>
<tr><td>

終了

</td><td></td></tr>
</table>

263-00569

経皮的胃瘻交換——バルーン型

- バルーン型では 1～2 カ月ごとを交換の目安とする．
- カテーテルに問題が生じれば随時交換する．
- 初回交換は内視鏡の使用が勧められる．

必要物品（例）

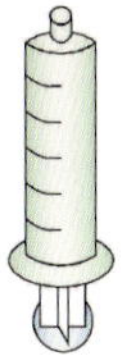

カフ吸引用シリンジ

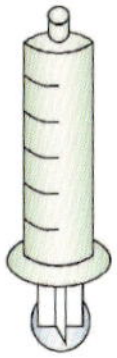

カフ用シリンジ

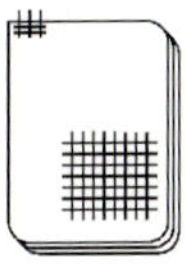

ガーゼ

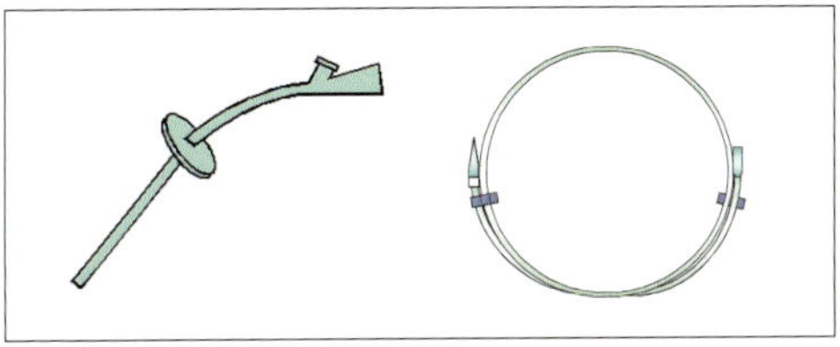

新しい PEG キット

必要薬品（例）

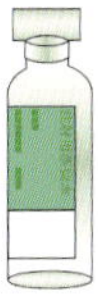

注射用蒸留水

手順（例）

手順	準備・注意点など
ガイドワイヤー挿入 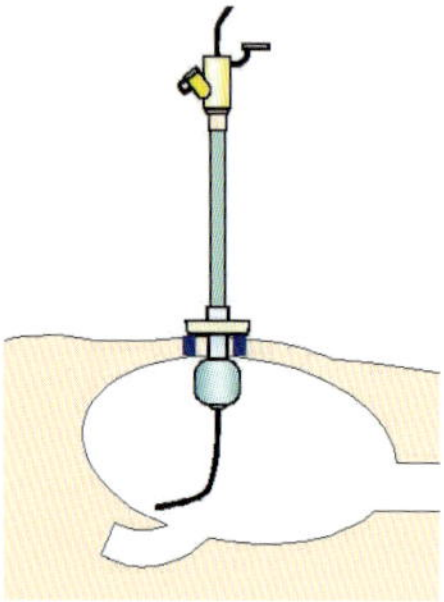 PEG カテーテルにガイドワイヤーを挿入する.	●PEG カテーテルの種類やカフの量など，情報をカルテから収集しておく.
PEG カテーテル抜去 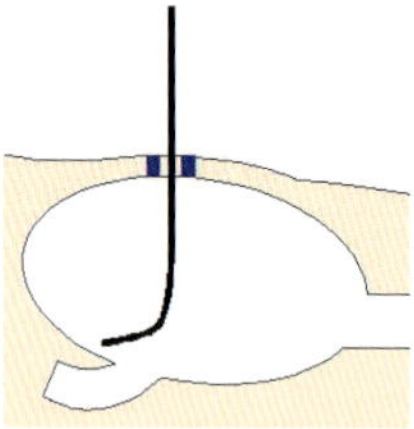 ガイドワイヤーを残したまま，PEG カテーテルのカフを抜き，ゆっくり抜去する.	●カフ吸引用のシリンジを準備しておく.

手順	準備・注意点など
PEG カテーテル挿入 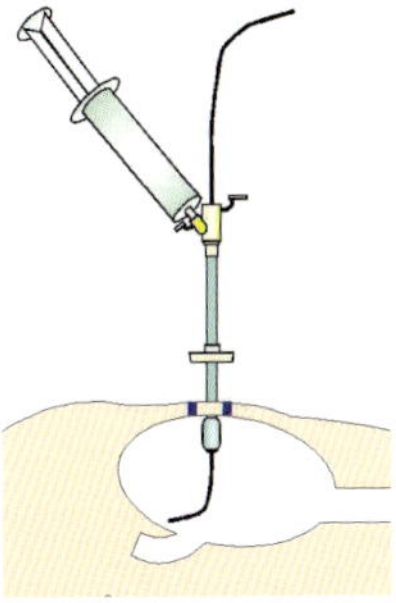 ① ガイドワイヤーに沿って PEG カテーテルを挿入し，カフを膨らませる． ② ガイドワイヤーを抜去して，抵抗の有無や出血の有無，患者の症状などを観察する． 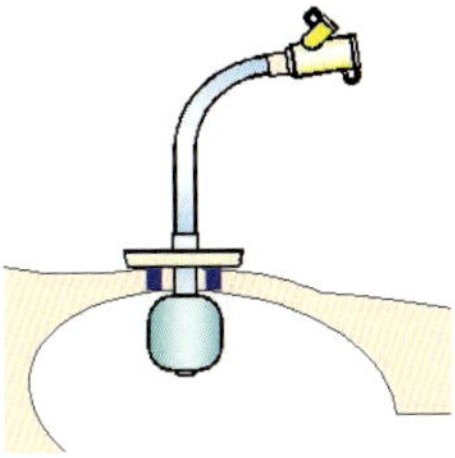 ③ 固定板をして PEG カテーテルを固定する．	●PEG カテーテルに損傷がないか，カフを膨らませて確認しておく． ●必要時，PEG カテーテルに潤滑油を塗布する． ●新しい蒸留水でカフ注入の準備をしておく．
終了	●留置していた PEG カテーテルの損傷やカフの量を観察しておく．

263-00569

こんなとき，どうする？

PEG 関連の急変トラブル

経皮内視鏡的胃瘻造設術（PEG）の造設手技にまつわるトラブルは多い．自施設で経験がなくても，いつでも起こりうることを肝に銘じるべきである．

①穿刺回数が増えれば増えるほど出血のリスクが増えると心得るべきである．

②患者の体部へ針先が向かう場合，ストレートに挿入，途中で向きを変えたり針先で探るようなことはしない（予想外の出血，他臓器損傷のリスク）．

③穿刺部位の直達感がない場合には，手技を中止する勇気も必要である（結腸誤穿刺の回避）．

④処置医が主治医でない場合が多いので，必ず抗凝固薬が中止されていることを確認すべきである．

⑤高齢で意識レベルの低下があり鎮静が必要でないと思っても，術中に手が動くことがあるので注意すべきである．逆に，過度の鎮静下での誤嚥による術後肺炎や呼吸停止などに注意する．

⑥PEG 造設後に自抜トラブルが起きそうな症例には胃壁固定を行う．抜かれてからでは遅い．

⑦造設後，刺入部が浮腫を起こすので，出血などで圧迫止血しなければならない症例を除いて，おおむねルーズにしておくほうが増設後の皮膚トラブルは少ない．

263-00569

経皮経食道胃管挿入術
（PTEG）

経皮経食道胃管挿入術とは

経皮経食道胃管挿入術（percutaneous transhepatic esophageal gastro-tubing；PTEG）とは，頸部から食道を穿刺してカテーテルを胃・腸まで通し，栄養剤を注入する経管経腸栄養法である．

適応

- 経腸栄養を必要とする症例
- 腸管減圧を必要とする症例
- PEG の造設が困難な症例
  - 多量の腹水を伴う症例
  - 肝臓・横行結腸が胃と腹壁間に存在する症例
  - 胸郭内に胃が存在する症例
  - 胃切除後症例
  - 高度進行胃癌症例　など

禁忌

- 食道静脈瘤
- 血液凝固能に異常が認められる症例
- 穿刺経路が確保できない症例
- 右反回神経麻痺の既往があるか，疑われる症例

偶発症

- 誤嚥性肺炎
- 消化管の穿孔や裂傷，膿瘍
- 縦隔，胸腔，腹腔への誤留置
- 重篤または広範な皮下気腫
- 重篤または広範な縦隔気腫
- 術後出血，栄養管理中の出血

263-00569

- 感染による膿瘍，発赤，発熱

看護の実際

検査前

- 常在菌による感染を防ぐため口腔内清拭を行い，できるかぎり清潔にしておく．

検査中

- 一般状態，呼吸状態，循環状態に注意する．
- 仰臥位での処置となるため，唾液などの口腔内貯留液の誤嚥に注意する．
- 痛みなどで体動が出現しないか観察する．

検査後

- 患者の疼痛の有無や創部の観察を行う．
- 出血，嗄声の有無を確認する．
- PTEG カテーテルの固定時は，皮膚の圧迫阻血に注意し固定する．
- 挿入の長さを申し送る．

必要物品（例）

- X 線透視装置
- 超音波装置

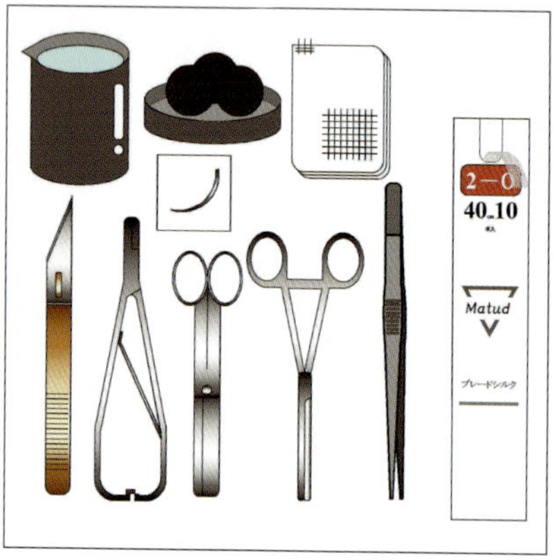

縫合セット

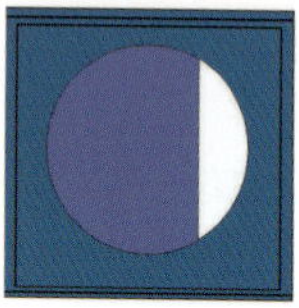
穴あきシーツ

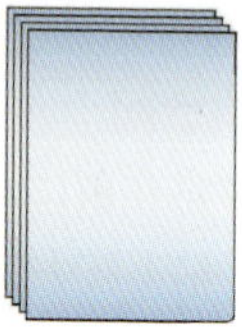
エコー清潔カバー

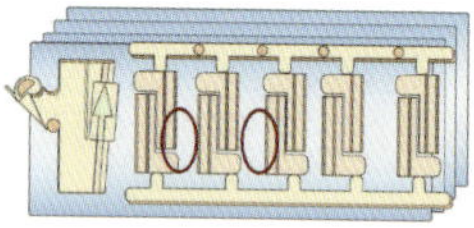
ニードルガイドアタッチメント
エコー滅菌プローブシース

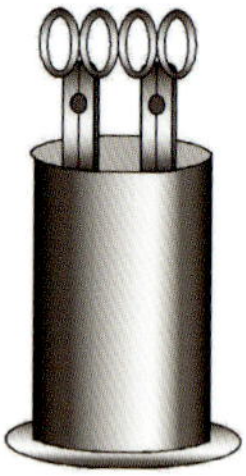
鉗子立て

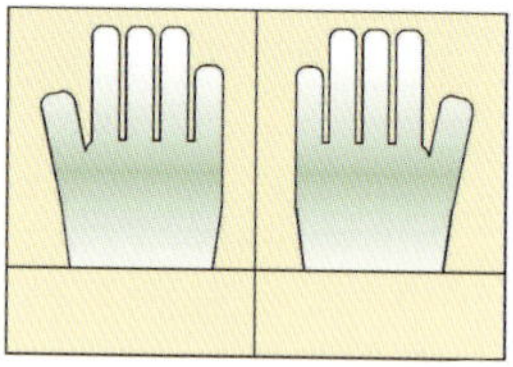
Dr. 用滅菌手袋

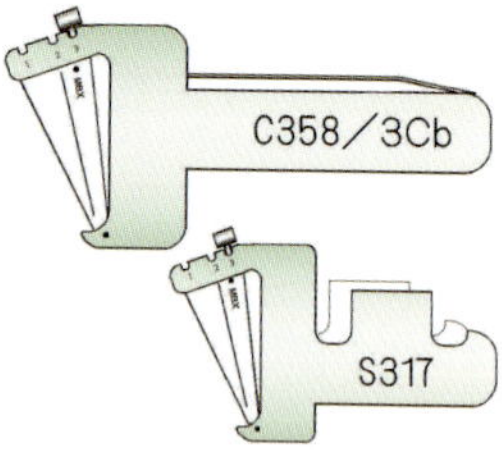

エコーアタッチメント

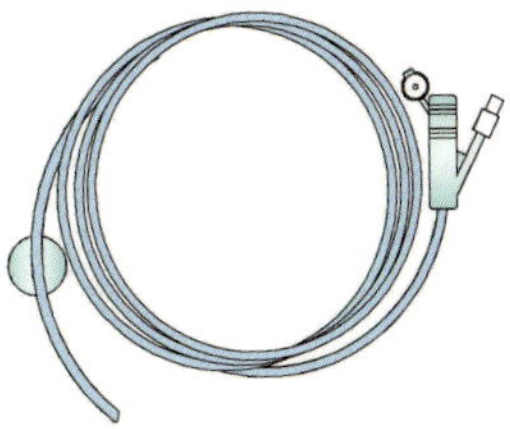

PTEG 留置カテーテル

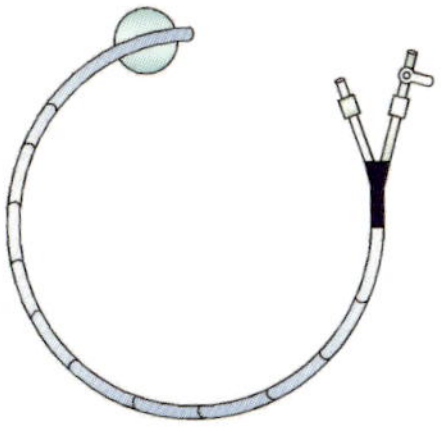

非破裂型穿刺用バルーン
カテーテル（RFB）

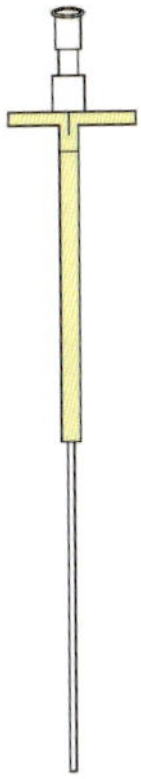

ピールアウェイシース
複合ダイレーター

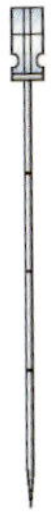

穿刺針

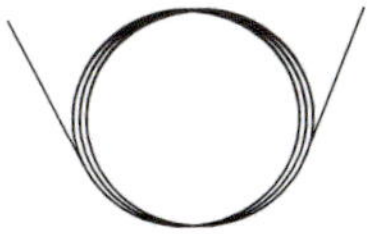

ガイドワイヤー
（ストレート型）

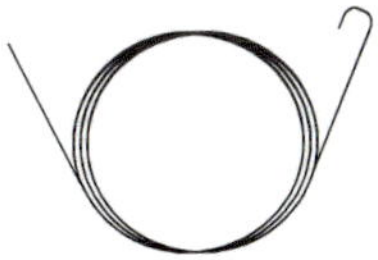

ガイドワイヤー
（J 型）

必要薬品（例）

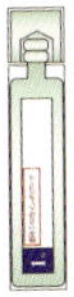

1%リドカイン
（1%キシロカイン®）

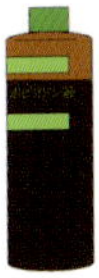

ポビドンヨード液

ハイポアルコール

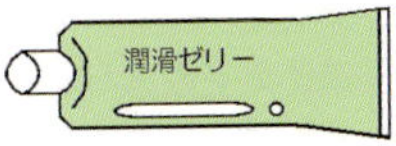

潤滑ゼリー

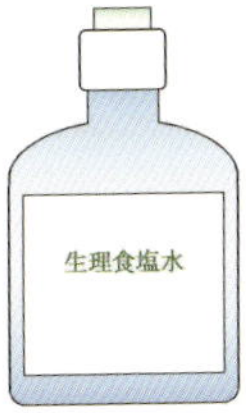

生理食塩水 100 ml

造影剤

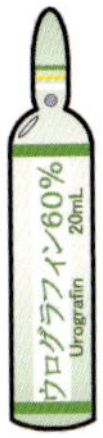

アミドトリゾ酸ナトリウム
メグルミン
（ウログラフィン® 60%）

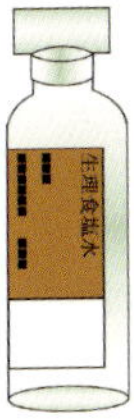

生理食塩水

手順（例）

手順	準備・注意点など
ガイドワイヤー，バルーンの挿入 ①エコーにて位置を確認する． ②鼻腔に潤滑剤を注入する． ③ガイドワイヤー（ストレート）を経鼻的に挿入する． ④穿刺用バルーンカテーテルを，ガイドワイヤーに沿って食道まで挿入する． ※最初からバルーンカテーテルの中にガイドをセットしておく場合もある． 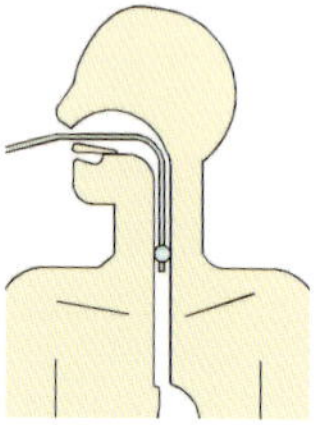 ⑤造影剤を注入し，バルーンを食道内で拡張させる． ⑥ガイドワイヤーを目盛の部分まで引き戻し，その先端を RFB（非破裂型穿刺用バルーンカテーテル）と一致させる．	●造影剤の準備をしておく． 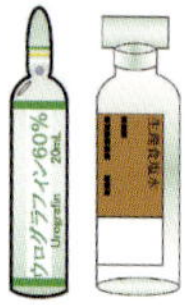 ●60%ウログラフィン®2 ml を生理食塩水で薄めて 10 倍希釈にする． ※RFB 内に注入する造影剤の濃度は，ガイドワイヤーが明確に判別できる濃度に希釈する．
穿刺 ①穿刺用バルーンカテーテルを軽く牽引し，食道入口部に引っ掛けて頸部食道を拡張し，エコーにて穿刺ルートを確認する．	●牽引すると嘔吐反射が起こることがあるため，吸引の準備をしておく．

263-00569

手順	準備・注意点など
②穿刺部位を消毒する． ③再度，穿刺用エコープローブを当て，解剖学的位置を確認し，穿刺ルートの皮下組織に局所麻酔をする． 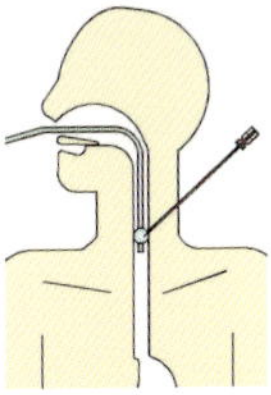 ④エコー下に穿刺を行う． a）エコー，抵抗触知，造影剤噴出を確認する． b）穿刺後は，RFB を牽引する強さを緩める． 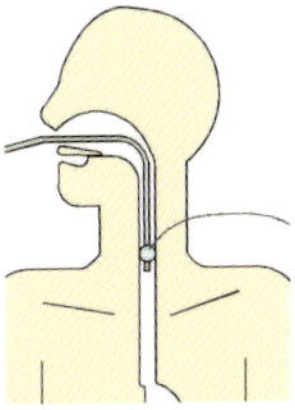 ⑤ガイドワイヤー（J 型）を 2 つめの目盛（約 5 cm）まで挿入する． ⑥穿刺針外筒を抜去し，鉗子にてガイドワイヤーを固定する．	

手順	準備・注意点など
誘導 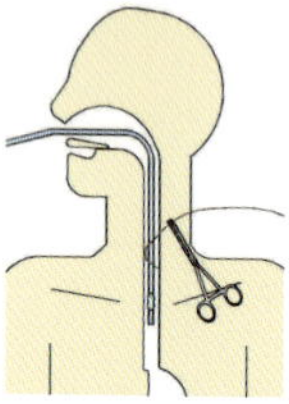 ①バルーン内の造影剤を吸引し，穿刺用バルーンカテーテルを肛門側へ約 20 cm 進め，ガイドワイヤー（J 型）をリリースする． ②穿刺用バルーンカテーテルとガイドワイヤー（ストレート型）を鼻腔より抜去する． ③逸脱防止のため，ガイドワイヤー（J 型）を追加挿入する．	
ダイレーション ①穿刺部よりガイドワイヤーに沿って局所麻酔薬を追加する． ②頸動・静脈を損傷しないように，穿刺部に小切開を加える． ③PTEG 用ピールアウェイシース複合ダイレーターを挿入し，それぞれしっかり結合させ，確実に一体化されていることを確認する． ④患者の頭部を右側へ十分に回転させ，ガイドワイヤーに沿って，食道，ガイドワイヤー，ダイレーターが一直線上に位置するように X 線透視画面上で確認する．	

263-00569

手順	準備・注意点など
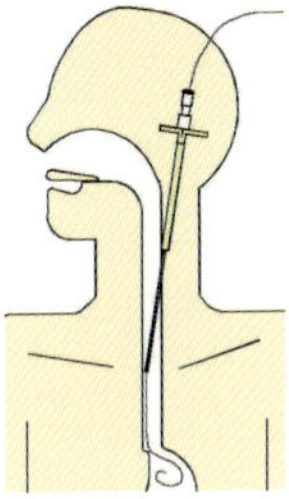 ⑤ゆっくり回転させながら肛門側に傾け，挿入する．	
カテーテル留置 ①シースを残し，ガイドワイヤーと複合ダイレーターを抜去する． ②留置カテーテルを胃内に十分な長さまで挿入する． ③バルーンに空気を 15 ml 注入し，口側へ牽引する． 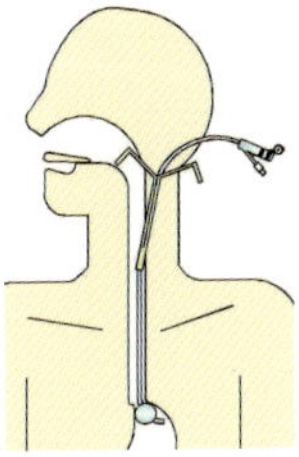 ④ピールアウェイシースをピールオフする． ⑤留置カテーテルのコネクターから造影剤を注入し，X 線装置で確認する．	**経腸栄養の場合** ①造影剤が十二指腸に流入することを確認する． ②造影剤が食道に逆流するような患者では，留置カテーテル先端を十二指腸ないし空腸内に留置する． **腸管減圧の場合** ①注入した造影剤が最もよく回収できる部位にチューブ先端を合わせる． ②病状の経過により，最も減圧効果のある位置が変わる場合もあるので，その際は再度造影し，位置を確認する．

手順	準備・注意点など
カテーテルの固定 縫合糸にてカテーテルを縫合・固定する．	
終了	●ハイポアルコールにてポビドンヨード液を除去する．

263-00569

緊急内視鏡検査（異物除去）

内視鏡的異物除去術の適応

- 食道に停滞するすべての異物
- 放置すると穿孔，出血，中毒などが起こりうる危険のある場合
- 異物により消化管の閉塞がある場合
- アニサキスなどの線虫の虫体摘出

注意事項

- 高齢者では PTP 包装（圧迫包装），義歯，魚骨などがよくみられる．
- 本人が誤飲の自覚がない場合は家族などの周囲の人から詳しく様子を聞く．
- X 線非透過性異物は X 線検査により異物の大きさ，形状，存在部位を確認する．
- 損傷性の高い異物の場合には透明フードなどの使用により粘膜の損傷を防ぐ．
- 異物摘出後には，粘膜の損傷，皮下気腫の有無を確認する．

アニサキス症

- アニサキス症では，生鮮魚介類摂取 2〜6 時間後から，間欠的で絞り込むような上腹部痛が出現する．
- 症状の様式には緩和型と劇症型がある．

  緩和型：初感染では虫体の侵入により局所の炎症が起こり発症する．

  劇症型：既感染で感作されている場合，再度の侵入では局所だけでなく全身のアレルギー反応をときに起こすことがある．じんま疹様発疹や下痢などが劇症型の始まりのことがあるので，一般状態にも十分に注意する．

263-00569

アニサキス虫体除去術

- 刺入部位は胃体部の大彎側に多い．虫体は 2 cm 程度で透明感があり，少し白みを帯びて観察される．
- 内視鏡では，虫体の一部（特に刺入部位の頭部）を残さないように完全に摘出する．
- 刺入部位の頭部が粘膜に残った場合には，生検鉗子で虫体とともに侵入部位の粘膜を含めた摘出も検討する．

看護の実際

⇒“緊急内視鏡検査（止血法）”参照

内視鏡的異物摘出術

必要物品（例）

⇒“上部消化管内視鏡検査”参照

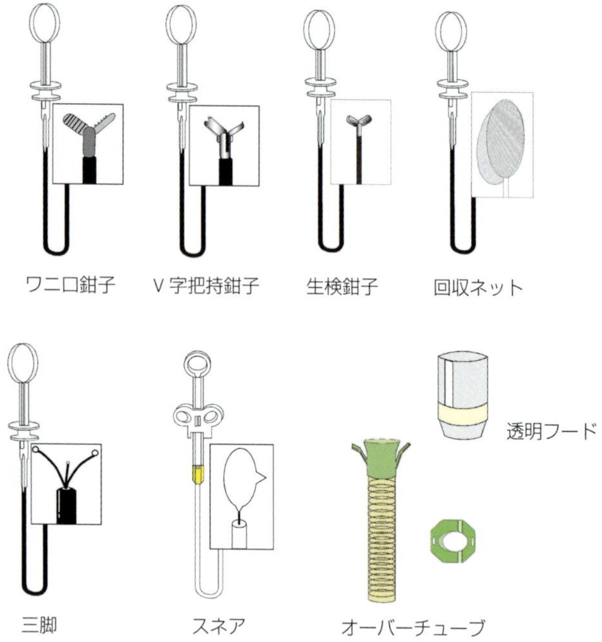

263-00569

手順（例）

手順	準備・注意点など
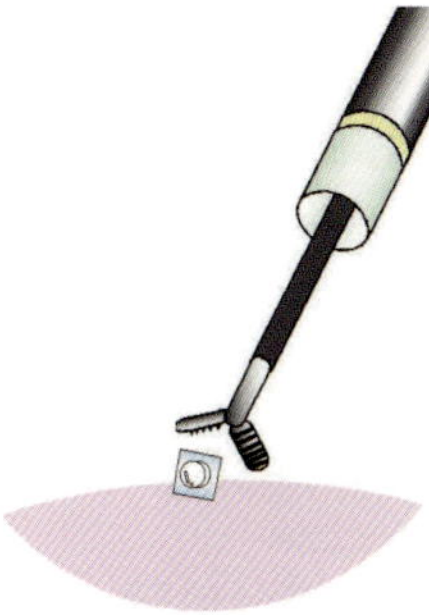 ①PTP 包装を摘出する*. 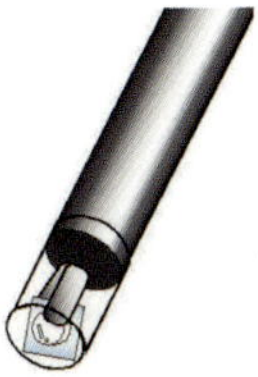 ②フード，オーバーチューブの使用により，粘膜の損傷を防ぐ.	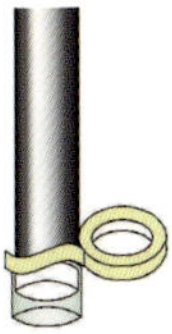 ● 透明フードを付け，紙テープで止める.

*アニサキス摘出時はホルマリンに固定する.

263-00569

手袋を使っての摘出

手順

手順	準備・注意点など
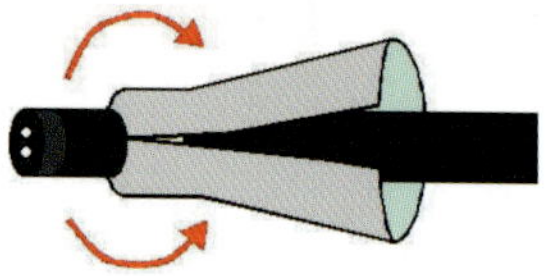 ①手袋をめくりあげた状態でスコープを挿入して，胃内の観察をする．	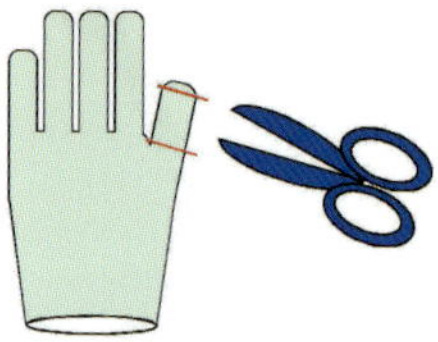 ●手袋の指の部分を切る．
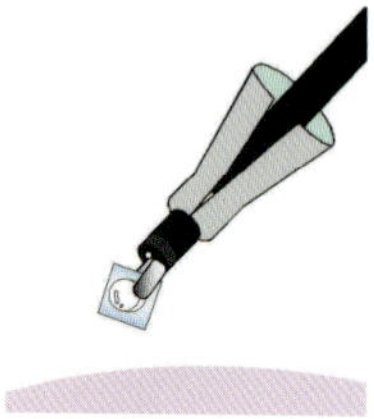 ②異物を把持鉗子などでつかむ．	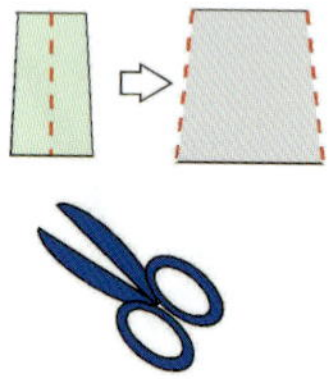 ●縦に切り目を入れ，開く．
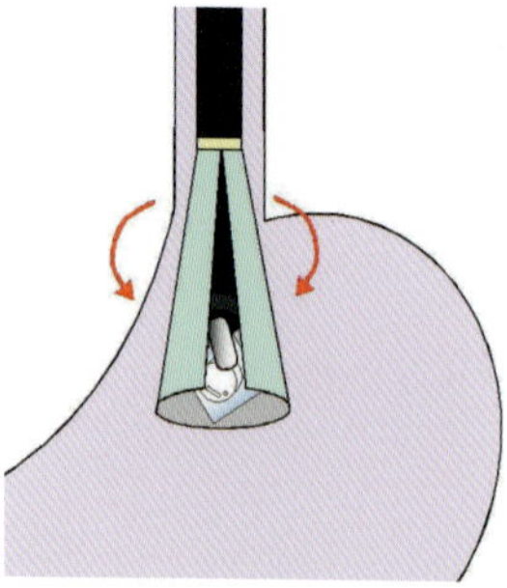 ③噴門部で，めくりあげていた手袋が元にもどり，粘膜の損傷を防ぐ．	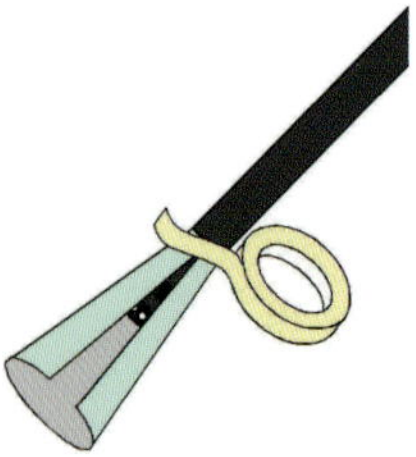 ●紙テープでスコープに固定する．

263-00569

あとがきにかえて

初めて内視鏡室で仕事を始める皆さんが，最初にとまどうのはなんでしょうか？

内視鏡の診療は日進月歩で，それに関連して準備すべき器具・道具はどんどん変化し，増えてきています．そして細かな機器の設定や，配線の点検，不具合の点検，などなど，少しでも気をぬくとすぐに患者さんの安全にかかわってくるのです．

そのような内視鏡診療のなかで，私の前任の勤務先の病院で目にしたのが，当時内視鏡室に勤務されていた看護師で内視鏡検査技師の信濃（しなの）さん（本書の著者の竹内さんの旧姓です）がもっていた「しなちゃんのカンペ」というメモ帳でした．

そのメモ帳は，難しい説明は一切なし，イラストをみてその場ですぐに何をどう準備すればいいのかがわかるという，すばらしいものでした．実は本書に出てくるイラストは，ほぼすべてこの「しなちゃんのカンペ」そのままなのです．

私をはじめとして，内視鏡診療に携わる医師や多くのスタッフ全員が，このたいへんきれいなイラストで構成されたメモ帳を一個人のものにしておくのは「もったいない」と思いました．そこで，医歯薬出版の遠山邦男氏，ならびに関係各位のご協力を得て，発刊することになったのが本書なのです．

本書のイラストを眺めていただいて，「しなちゃんのカンペ」

の，どこかほのぼのとした雰囲気が伝われば幸いです．

もちろん，内容についても内視鏡室業務に携わるすべてのスタッフの皆さんにその日から役立つものであると，本書発刊にかかわったものとして，心より自負しています．

2006 年　10 月

京都民医連中央病院　消化器内科

寺尾秀一

編著者一覧

[編者略歴]

竹内（たけうち）　政美（まさみ）　（京都民医連第二中央病院手術内視鏡室　看護師）

1973 年 4 月　岐阜県に生まれる
1994 年 3 月　岐阜市立看護専門学校卒業
1994 年 4 月　安井病院
2002 年 9 月　京都民医連第二中央病院手術内視鏡室
2005 年 6 月　内視鏡技師取得

[著者一覧]

田中（たなか）　憲明（のりあき）　（京都民医連第二中央病院消化器内科　医師）
野崎（のざき）　明（あきら）　（京都民医連第二中央病院消化器内科　医師）
竹内（たけうち）　政美（まさみ）　（京都民医連第二中央病院手術内視鏡室　看護師）
森（もり）　節子（せつこ）　（京都民医連第二中央病院手術内視鏡室　看護師）
岩崎（いわさき）　まゆみ　（京都民医連第二中央病院手術内視鏡室　看護師）
古田（ふるた）　美穂（みほ）　（京都民医連第二中央病院手術内視鏡室　看護師）
野澤（のざわ）　恵理子（えりこ）　（京都民医連第二中央病院手術内視鏡室　看護師）
寺尾（てらお）　秀一（しゅういち）　（京都民医連中央病院消化器内科　医師）
木下（きのした）　公史（こうし）　（京都民医連中央病院消化器内科　医師）
高木（たかき）　幸夫（ゆきお）　（京都民医連中央病院呼吸器内科　医師）

＊所属は刊行時の所属を示します

消化器内視鏡室パーフェクトマニュアル
ISBN978-4-263-20592-1

2006 年 10 月 10 日　第 1 版第 1 刷発行
2016 年 4 月 5 日　第 1 版第 3 刷発行

編著者　竹　内　政　美

発行者　大　畑　秀　穂

発行所　医歯薬出版株式会社
〒113-8612　東京都文京区本駒込 1-7-10
TEL.(03)5395-7641(編集)・7616(販売)
FAX.(03)5395-7624(編集)・8563(販売)
http://www.ishiyaku.co.jp/
郵便振替番号 00190-5-13816
印刷・三報社印刷／製本・榎本製本

乱丁，落丁の際はお取り替えいたします

MEMO MEMO MEMO

MEMO MEMO MEMO

MEMO MEMO MEMO

MEMO MEMO MEMO